濒危名贵药用霍山石斛类原球茎液体培养生产活性多糖的研究

查学强 著 罗建平 导师

合肥工业大学出版社

出版说明

为贯彻教育部《关于实施研究生教育创新计划 加强研究生创新能力培养 进一步提高培养质量的若干意见》（教研〔2005〕1号）文件精神，培养研究生创新意识、创新能力，提高研究生培养质量，合肥工业大学设立了研究生科技创新基金，以支持和资助研究生的教育创新活动，为创新人才的成长创造条件。学校领导高度重视研究生教育创新，出版的《斛兵博士文丛》就是创新基金资助的项目之一。

《斛兵博士文丛》入选的博士学位论文是合肥工业大学2008届部分优秀的博士学位论文。为提高学位论文的出版质量，《斛兵博士文丛》以注重创新为出版原则，充分展示我校博士研究生在基础与应用研究方面的成绩。

《斛兵博士文丛》的出版，得到了相关兄弟院校和有关专家的大力支持，也得到了研究生导师和研究生的热情支持，我们谨此表示感谢，希望今后能继续得到他们的支持与帮助。

我们力求把这项工作做好，但由于我们经验不足和学识水平有限，书中难免存在不足之处，敬请读者给予批评指正。

合肥工业大学研究生学位论文出版编辑委员会
2011年11月

总　序

　　胡锦涛总书记指出,为完成"十二五"时期经济社会发展的目标任务,在激烈的国际竞争中赢得发展的主动权,最根本的是靠科学技术,最关键的是大力提高自主创新能力。"提高自主创新能力,建设创新型国家"已明确写进了党的十七大报告。而创新型国家的建设靠人才,人才的培养靠教育。博士生教育与我国科学技术的进步与发展,与社会经济的发展有着直接而密切的联系,是国家创新体系的重要组成部分,研究生尤其是博士研究生培养质量如何,将集中体现一所高校的教育和科研水平。

　　博士论文的研究工作一般都能体现本领域学科发展的前沿性和某些行业多元发展的战略性,应具有一定的创新性。为鼓励广大研究生,特别是博士研究生选择具有重大意义的科技前沿课题进行研究,进一步提高研究生的创新意识、创新精神、创新能力,激励、调动我校博士研究生及其指导教师进一步重视提高博士学位论文质量和争创优秀博士学位论文的主动性和积极性,展示我校博士研究生的学术水平,学校经过精心筹划,编辑出版了《斛兵博士文丛》。

　　此次入选《斛兵博士文丛》的论著,均为 2008 年毕业并获得博士学位的优秀博士研究生学位论文。我校的优秀博士学位论文评选工作旨在逐步建立有效的质量监督和激励机制,培养和激励我校在学博士生的创新精神,构建高层次创造性人才脱颖而出的优良氛围。同时优秀博士学位论文代表着我校博士生培养的最高水平,对我校博士生教育起到了示范作用。这套丛书中的论文大体上都有以下几个显著特点:一是选题均为本学科的前沿,具有较大的挑战性;二是论文的创新性突出,或是在理论上或是在方法上有创新;三是论文的成果较为显著,大多都在国际学术刊物上发表了与该论文有关的学术论文。

　　《斛兵博士文丛》的出版也是我校实施研究生创新工程的一个重要举措。伴随着办学条件的不断改善、人才培养政策的日趋完善和高层次创新型人才成长的良好环境的不断构建，一定能达到多出人才、快出人才、出好人才的目标。

　　我衷心希望广大研究生发扬我校的优良传统，在严谨求实、开放和谐、充满生机与活力的学术环境中奋发努力、锐意进取、勇于创新，通过自己的辛勤劳动和刻苦钻研写出更好的论文，为进一步提高我校的学术水平作出更大的贡献，为把学校建设成为国内先进、国际知名的创新型高水平大学而不懈努力。

合肥工业大学校长

教授、博士生导师　　徐枞巍

二〇一一年十一月

摘　要

石斛作为传统名贵中草药,其资源再生、化学成分和药理活性逐渐引起人们的关注,其中多糖是石斛属植物中主要的药用活性成分之一。本文以传统的名贵珍稀药用植物——霍山石斛为主要研究对象,在建立霍山石斛类原球茎多糖高效表达悬浮培养体系的基础上,利用生物大分子研究的最新技术和现代分离分析手段与药理实验方法,对霍山石斛类原球茎水溶性多糖进行了提取分离纯化,并对其主要活性多糖组分 HPS－1B23 的组成和一级结构进行了研究。主要研究结果如下:

(1)以霍山石斛试管苗茎段为外植体,首次诱导获得了类原球茎,并建立了类原球茎的培养体系。其中附加 NAA(7.5 μmol L^{-1})和 KIN(0.5 μmol L^{-1})组合的 MS 培养基最利于类原球茎的形成,诱导率达到 79.9%。诱导的类原球茎经长期继代培养后,从生长、植株再生、活性多糖合成、药理作用、单糖组成及基因组 DNA 多态性等方面进行品质稳定性分析,表明诱导获得的类原球茎系在品质上是稳定的。

(2)药理学研究证明了培养的类原球茎具有野生霍山石斛同样的合成活性多糖的能力。野生霍山石斛总多糖能显著促进小鼠脾细胞和巨噬细胞分别产生 IFN－γ 和 TNF－α,多糖作用浓度分别在 800 μg mL^{-1} 和 200 μg mL^{-1}。RT－PCR 分析表明,总多糖是通过上调或下调 IFN－γ 和 TNF－α 的基因表达来控制各自的释放量的。经 DEAE－Cellulose 离子交换色谱层析,从类原球茎总多糖中分离出和野生霍山石斛相同的 5 个多糖组分,并表现出同样的促进小鼠脾细胞和巨噬细胞分别产生 IFN－γ 和 TNF－α 的能力,其中以水洗脱部分 HPS－1 含量最大。建立的多糖活性评价方法实现了对霍山石斛类原球茎培养体系的质量监控。

(3)研究分析了霍山石斛类原球茎液体培养过程中碳、氮代谢特征,阐明霍山石斛类原球茎生长和多糖合成与细胞内源和外源碳、氮的关系。在整个培养过程中,没有观察到显著的细胞生长延滞期,培养 30 d 后,生物量达到最大,多糖合成与类原球茎生长表现出了非同步的关系。细胞培养启动后,在前 3 d 培养基中蔗糖浓度减少了一半,同时无葡萄糖和果糖的存在,之后随着蔗糖浓度的继续下降,培养基中逐渐检测到有葡萄糖和果糖的存在,到第 9 d 含量达到最大值。相反,类原球茎内源蔗糖随培养的启动,在培养的前 6 d,快速积累,之后快速被消耗;内源葡萄糖和果糖含量也有一定程度的增加,培养 9 d 后逐渐被消耗。可溶酸性蔗糖酶和碱性蔗糖酶随类原球茎培养的启动逐渐被激活,分别在培养的第 6 d 和第 18 d 活性达到最大值。细胞壁蔗糖酶在整个培养过程中活性很低,一直处于被抑制的状态。蔗糖合成酶在培养的第 18 d 活性达到最高,而蔗糖磷酸合成酶与细胞壁蔗糖酶相类似,活性一直保持很低的水平。培养基中 NH_4^+ 在启动培养 9 d 后几乎消耗殆尽,而类原球茎对 NO_3^- 的吸收利用才刚刚开始;胞内 NH_4^+ 在培养的前 3 d 含量急剧上升,之后又快速被消耗,直到培养的第 12 d,此时类原球茎对 NO_3^- 的利用才启动。谷氨酰胺合成酶和谷氨酸合成酶随培养的启动,活性逐渐提高,分别在培养的第 12 d 和 15 d 活性达到最大值。硝酸还原酶是细胞对 NO_3^- 利用涉及的第一个关键性酶,在类原球茎培养初期,活性表达受到了一定程度的抑制作用,培养 9 d 后,活性表达逐渐提高,到第 15 d 活性达到最大值。结果表明 soluble acid IT、alkaline IT、SS、GS、GOGAT 和 NR 在类原球茎生长的不同阶段调控碳和氮代谢,最终影响类原球茎生长和多糖合成。研究结果为培养体系的优化和提高多糖合成的提供理论指导。

　　(4)建立了霍山石斛类原球茎两阶段培养高水平合成活性多糖的体系。在生长阶段,通过培养基组成的优化组合,获得适合类原球茎生长的最适碳、氮源是蔗糖和硝酸钾,浓度分别为 35 g L^{-1} 和 30 mmol L^{-1},最适 Ca^{2+}、Fe^{2+}、Mn^{2+} 和 Zn^{2+} 分别为 4.5 mmol L^{-1}、0.1 mmol L^{-1}、0.5 mmol L^{-1} 和 0.06 mmol L^{-1}。在优化的生长培养基上类原球茎培养 30 d 生物量达到 693 g FW L^{-1},生物量增加比优化前提高了 230%。在多糖合成阶段,在培养基中补加蔗糖迅速促进多糖的合成,以在培养第 30 d 补加 50 g L^{-1} 的蔗糖类原球茎中多糖合成能力最高,在补加蔗糖继续培养 6 天多糖产率达 22 g L^{-1},是对照的近 10 倍。

(5)对霍山石斛类原球茎活性多糖进行了纯化分析,获得单组分活性多糖 HPS—1B23,对其性质进行了表征,阐明了它的一级结构。霍山石斛的水溶性多糖依次经 DEAE—纤维素离子交换色谱、Sephacryl S—200、Sphadex G—75 和 Sephadex G—100 凝胶渗透柱色谱分离纯化,首次分离得到 1 种均一性多糖 HPS—1B23,为主要多糖组分。该活性组分为白色粉末,扫描电镜观察呈蜂窝状,紫外光谱和红外光谱扫描分析它是典型的糖类物质且不含蛋白质,分子量和比旋光度分别为 2.2×10^4 Da 和 +130.7。全水解分析证明活性组分 HPS—1B23 主要由葡萄糖(Glu)、甘露糖(Man)和半乳糖(Gal)按 31:10:8 的分子摩尔比组成,高碘酸氧化、Smith 降解反应、甲基化分析、部分酸水解和核磁共振波谱分析确定了活性组分 HPS—1B23 由 6 个重复结构单元组成,重复结构单元为:

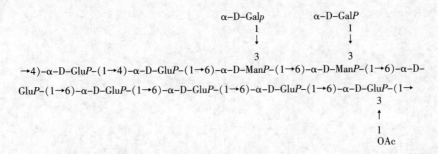

关键词:霍山石斛;多糖;类原球茎;悬浮培养;提取分离和纯化;结构表征;生物活性

Abstract

Dendrobium species are used as the traditional Chinese medicine herbs for centries. Much attention has been focused on its resource regenesis, chemical components and pharmacological activities. Polysaccharides were the major active constituent from Dendrobium plants. Dendrobium huoshanense C. Z. Tang et S. J. Cheng, from which the Chinese medicine was most originally prepared, was studied in this paper. After the high expression system of polysaccharides from protocorm-like bodies (PLBs) in suspension culture was researched, water-soluble polysaccharides were extracted, isolated and purified from PLBs of D. huoshanense, with the advanced methods of isolation and purification, chemical and pharmacological instrument analysis technique of biomacromolecular. Some pharmacological action and mechanisms were investigated. The chemical properties and structural features of main polysaccharides of HPS-1B23 from PLBs of D. huoshanense (HPS) were identified. The main results were obtained as follows:

An efficient procedure was developed for PLBs formation from stem segments ofD. huoshanense and subsequent subculture for a long time. The highest frequency (79. 9%) of PLB formation occurred on MS medium supplemented with 7. 5 μmol L^{-1} NAA and 0. 5 μmol L^{-1} KIN. Growth-regulator free MS medium at half-strength was suitable for PLB proliferation. The obtained PLBs were stable in growth, plantlet regeneration, polymorphic DNA of genome and polysaccharide synthesis including content and monosaccharide ratio.

Pharmacological studies testified that PLBs have the same potential of synthesizing active polysaccharide as that of wild plants. The crude HPS from wild plants significantly stimulated interferon γ (IFN-γ) release in the supernatant of murine splenocytes and tumor necrosis factor alpha (TNF-α) release in the supernatant of peritoneal macrophages. The critical concentration of HPS was 800 μg mL^{-1} for IFN-γ and 200 μg mL^{-1} for TNF-α release. RT-PCR analysis indicated those responses were attributed to the up-regulation of the expression of theirown genes in cells. Different HPS fractions showed different capability in stimulating IFN-γ and TNF-α release. By DEAE-Cellulose chromatography, five fractions were all obtained from wild plants and PLBs, in which HPS-1 eluted by distilled water was the main constituent (79%). These analytical methods of polysaccharide bioactivities could be applied to monitor the liquid culture system of PLBs.

The carbon and nitrogen metabolism was analysedand the relationship between PLB growth, polysaccharide synthesis and carbon, nitrogen metabolism was elucidated in liquid culture of PLBs. No significant lag phase of PLB growth was found and the maximum biomass was obtained on day 30 of culture. The profiles of PLB growth and polysaccharide synthesis was not in synchronization. Sucrose concentration was halved as PLB growth proceeded while no change in glucose and fructose levels in the medium was found in the first 3 days followed by a gradual increase until day 9 of culture. Conversely, sucrose in PLBs accumulated dramatically in the first 6 days of culture followed a rapid decrease. At the same time, glucose and fructose content of PLBs was also increased and declined after 9 days of culture. Soluble acid invertase (soluble acid IT) and alkaline invertase (alkaline IT) were activated after inoculum, which reached the highest value on day 6 and day 18, respectively whereas cell-wall-bound invertase (cell-wall-bound IT) seemed to be repressed throughout of culture. The maximum value of sucrose synthase (SuSy) activity was observed on day 18 while sucrose phosphate synthase (SPS) stayed low and constant from inoculum to the end of the culture. Ammonium concentration in medium decreased rapidly and it was hardly detected after culturing for 9 days while the rapid use of nitrate was onset. Corresponded to medium, ammonium in PLBs showed a sharp increase in the first 3 days of culture followed a rapid decrease until day 12 where nitrate depletion was onset. Both the peak of glutamine synthase (GS) and glutamate synthase (GOGAT) activity was observed on day 12 and 15, respectively. Nitrate reductase (NR) was repressed in the early culture stage and activated from day 9 to day 15 of culture. These results suggested that soluble acid IT, alkaline IT, SS, GS, GOGAT and NR controlled carbon and nitrogen metabolism in different growth stage of PLB of D. huoshanense, which regulated PLB growth and polysaccharide synthesis ultimatedly, which could supply the guidance for regulating PLB growth and polysaccharide synthesis in high performance.

The two-stage culture system for active polysaccharide synthesis in high performance was established. In PLB growth stage, sucrose and KNO_3 as the carbon source and nitrogen source are suitable for PLB growth and the critical concentration were 35 g L^{-1} and 30 mmol L^{-1}, respectively. The optimal concentration of Ca^{2+}, Fe^{2+}, Mn^{2+} and Zn^{2+} for PLB growth was 4.5 mmol L^{-1}, 0.1 mmol L^{-1}, 0.5 mmol L^{-1} and 0.06 mmol L^{-1}, respectively. In this medium, 693 g FW L^{-1} PLBs were harvested after 30 days of culture and biomass increase was improved 230% as compared with that of 1/2 MS. In polysaccharide synthesis stage, polysaccharide synthesis was significantly improved by the feeding sucrose. The maximum polysaccharide production (22 g L^{-1}) was seen in the case of 50 g L^{-1} sucrose feeding at day 30 of culture, which was about 9-fold higher than that of regulation before.

One homogenous fraction of HPS-1B23 was obtained after purification of HPS and its property and structure were further elucidated. The water-soluble polysaccharide of D. huoshanense was fractionated by DEAE-Cellulose anion-exchange and gel filtration chromatography of Sephacryl S-200,

Sephadex G-75 and Sephadex G-100 in turn, giving one homogenous fraction of HPS-1B23 with molecular weight of 2.2×10^4 Da and optical rotation of $[\alpha]_D^{20} + 130.7$.   HPS-1B23 was white powder and its microstructure was characterized as a honeycomb by SEM. HPS-1B23 from D. huoshanense was composed of glucose, mannose and galactose in molar proportions 31:10:8 by analysis of complete acid hydrolysates. The ultraviolet and infrared spectra analysis revealed that the HPS-1B23 was sugar without proteins. By using techniques of smith degradation, methylation analysis, partial acid hydrolysis and NMR spectrometry, the repeating unit of HPS-1B23 was characterized as:

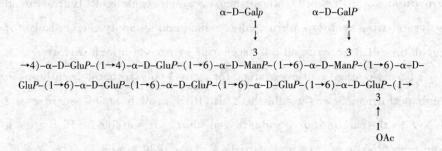

Keywords: Dendrobium huoshanense; polysaccharide; protocorm-like bodies (PLBs); suspension culture; extraction isolation and purification; structural analysis; biological activity

目　录

英文缩写词表

缩写词	英文全名	中文名
ABA	Abscisic acid	脱落酸
BA	Benzyladenine	苄基嘌呤
B5	Gamborg Medium	B5 培养基
ConA	Concanavalina A	刀豆素 A
2,4-D	2,4-dichlorophenoxyacetic acid	2,4-二氯苯氧乙酸
DEAE-Cellulose	Dithyl-amino-ethyl cellulose	二乙胺基乙基纤维素
DEPC	Diethyl pyrocarbonate	焦炭酸二乙酸
EI	Electron inpact	电子轰击电离子源
ESS	Exogenous soluble sugar	外源可溶性糖
F6P	Fructose-6-phosphate	果糖－6－磷酸
FTIR	Fourier transform infrared spectrum	傅立叶变换红外光谱
Gal	Galactose	半乳糖
GC	Gas chromatography	气相色谱
GC-MS	Gas chromatography-mass spectrum	气质联用
Glu	Glucose	葡萄糖
GOGAT	Glutamate synthase	谷氨酸合成酶
GPC	Gel permeation chromatography	凝胶渗透色谱
GS	Glutamine synthase	谷胺酰胺合成酶
GUC	Galactose uronic acid	半乳糖醛酸
HPGPC	High performance gel permeation chromatography	高效凝胶渗透色谱
HPLC	High performance liquid chromatography	液相色谱
HPS	Polysaccharides fromD. huoshanense	霍山石斛总多糖

（英文缩写词表续表）

缩写词	英文全名	中文名
IFN-γ	interferon-γ	干扰素-γ
IR	infrared spectrum	红外光谱
ISS	Intracellular soluble sugar	胞内可溶性糖
IT	Invertase	蔗糖酶
KIN	Kinetin	激动素
LPS	Lipopolysaccharide	脂多糖
Man	Mannose	甘露糖
MS	Murashige and Skoog Medium	MS 培养基
N6	Zhuzhiqing Medium	N6 培养基
NAA	1-naphthaleneacetic	萘乙酸
NMR	Nuclear magnetic resonance spectrum	核磁共振波谱
NR	Nitrate reductase	硝酸还原酶
PLBs	Protocorm-like bodies	类原球茎
RAPD	Random amplified polymorphic DNA	随机扩增多态性 DNA
RT-PCR	Reverse transcription polymerase chain reaction	反转录聚合酶链式反应
SPS	Sucrose phosphate synthase	蔗糖磷酸合成酶
SS	Sucrose synthase	蔗糖合成酶
TFA	Trifluoroacetic acid	三氟乙酸
TIC	Total ion chromatography	总离子流色谱
TNF-α	tumor necrosis factor alpha	肿瘤坏死因之-α
UDPG	UDP-glucose	尿苷二磷酸葡萄糖
UV	Ultraviolet spectrum	紫外光谱

第1章　药用石斛资源及其可持续利用现状

　　药用石斛作为一种名贵常用中草药,最早见于《神农本草经》,它具有除痹下气,补五脏虚劳羸瘦,强阴滋精之功效,被誉为中华九大鲜草之首①。《本草衍义》、《本草纲目拾遗》及《本草从新》等历代本草都倍加推崇,素有"千金草"之称,驰名中外。药用石斛在临床及中药复方中也被广泛使用,含有石斛多糖,生物碱等多种活性成分。现代药理研究表明,石斛对咽喉疾病,肠胃疾病,心血管疾病,糖尿疾病和抑制肿瘤生长具有显著疗效,对增强免疫力,抗疲劳,延缓衰老,养颜美发具有显著作用[1]。

　　多年来,石斛来源主要是以采集野生为主,产量日益减少,加之其生态条件特殊,环境日趋恶化,导致石斛资源越来越少,中华人民共和国药典收录品种如霍山石斛、铁皮石斛已濒临灭绝,难以供应市场的需求[2]。为缓解石斛资源紧缺局面,保存种质资源,推进石斛的开发应用,国内外学者都做了大量的研究工作。本章就药用石斛的现状及持续利用途径进行分析,并在此基础上提出本论文研究设想。

1　药用石斛应用及其资源现状

　　石斛属(Dendrobium)是兰科最大的一属,全世界约有 1000 多种(中国植物志,第 19 卷,1999),主要分布于亚洲的热带和亚热带、澳大利亚和太平洋岛屿的一些国家和地区,形成以热带东南亚为中心向亚热带性气候条件辐射的

---

　　①　九大仙草:"石斛、天山雪莲、三两重人参、百二十年首乌、花甲之茯苓、苁蓉、深山灵芝、海底珍珠、冬虫夏草"—引自《道藏》。

类群。我国约有 76 种石斛属植物,其中作为药用的有 30 多种,主要分布于西南、华南、台湾等热带、亚热带和秦岭以南各区(图 1-1 和表 1-1)[3]。

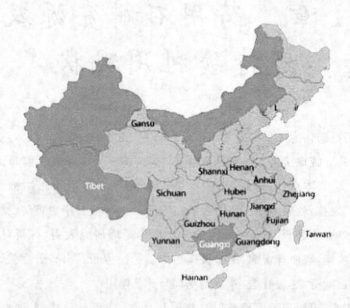

图 1-1　药用石斛在中国的分布,图中所示省份有石斛分布

　　石斛作为药用最早记载于《神农本草经》,并被列为上品,具有生津益味,滋阴清热之功效(表 1-2)。《中药大字典》对药用石斛的功效也做了较详细的本草考证,总结了从东汉时期至清朝康熙年间的多种历代本草对药用石斛功效的描述,表明除了上述功效之外,药用石斛还具有补肾积精,益智、养胃、解暑、抗疲劳等多种功效(表 1-2)。因此,从本草考证可推断,石斛属植物在中国历史上一直是常用的中草药,且应用范围广。

　　随着人们对石斛药用功效认识的深入,药用石斛的现代临床应用也得到了很大发展,到目前已开发出 20 多种以石斛为主要原料的中成药产品(表1-3)。不同产品功效差别较大,排名全国中成药销量第一的"脉络宁注射液"由石斛、金银花等药材提取加工制成,具有清热养阴,活血化瘀等功效,临床治疗闭脑血栓、脑梗死、中风偏瘫、冠心病心绞痛、肺心病效果显著,疗效达 90% 以上[5]。石斛夜光丸对治疗白内障、青光眼、视神经炎有显著疗效,临床治疗冠心病、心肌梗死、神经性头痛、耳聋耳鸣、高血压和更年期综合征都有明显效果[6,7]。

表1-1　我国的药用石斛(中国药用石斛)[43]

序号 Serial number	种名 Specific name		分布 Distribution
	中文名称 Chinese name	学名 Scientific name	
1	兜唇石斛	D. aphyllum	广西、云南、贵州
2	聚石斛	D. lindleyi	广东、海南、广西和贵州
3	细叶石斛	D. hancockil	广西、云南、河南、甘肃、陕西等
4	束花石斛	D. chrysanthum	广西、贵州、云南、西藏
5	黄花石斛	D. dixanthum	云南
6	流苏石斛	D. fimbriatum	广西、云南、贵州
7	密花石斛	D. densiflorum	广东、海南、广西、西藏
8	鼓槌石斛	D. chrysotoxum	云南
9	长距石斛	D. longicornu	广西、云南和西藏
10	喉红石斛	D. christyanum	云南
11	滇桂石斛	D. guangxiense	广西、贵州和云南
12	霍山石斛	D. huoshanense	安徽霍山
13	铁皮石斛	D. officinale	安徽、浙江、四川、福建、广西等
14	金钗石斛	D. nobile	台湾、四川、海南、湖北、河南等
15	美花石斛	D. loddigesii	广东、广西、云南和贵州
16	疏花石斛	D. henryi	湖南、广西、贵州
17	玫瑰石斛	D. crepidatum	云南、贵州
18	矮唇石斛	D. bellatulum	云南
19	串珠石斛	D. falconeri	台湾、广西、湖南、云南
20	齿瓣石斛	D. devonianum	广西、贵州、西藏、云南
21	重唇石斛	D. hercoglossum	江西、广东、湖南、海南、广西、云南等
22	藏南石斛	D. nonticola	广西、西藏
23	晶帽石斛	D. crystaclinum	云南
24	反瓣石斛	D. ellipsophyllum	广西、云南
25	球花石斛	D. thysiflorum	广西、云南
26	肿节石斛	D. pendulum	云南
27	杯鞘石斛	D. gratiosissimum	云南
28	黑毛石斛	D. williamsonii	海南、广西、云南
29	梳唇石斛	D. strongylanthum	云南
30	长苏石斛	D. brymerianum	云南
31	细茎石斛	D. moniliforme	浙江、甘肃、河南、湖北、湖南、安徽等
32	短棒石斛	D. capiuipes	云南
33	翅萼石斛	D. cariniferum	云南
34	报春石斛	D. primulinum	云南

表 1 - 2 石斛的历代本草考证

序 号 Serial number	书 名 Name of books	作 者 Author	时 间 Time	记载内容 Contents of recordation
1	《神农本草经》	集体创作	东汉末年	除痹下气,补五脏虚劳羸瘦,强阴益精
3	《名医别录》	魏晋间名医汇集	魏晋间	益精,补内绝不足,平胃气,长肌肉,逐皮肤邪热痱气,脚膝疼冷痹弱,定志除惊
4	《僧深集方》	释僧深	梁代	囊湿精少,小便余沥者,宜加之
5	《本草经集注》	陶弘景	南北朝	……不入丸散,惟可为酒渍,煮汤用尔。俗方最以补虚,疗脚膝
6	《药性论》	甄权	五代	益气除热,主治男子腰脚软弱,健阳,……补肾积精,腰痛,养肾气
7	《日华子本草》	吴越	唐开元年间	治虚损劳弱,壮筋骨,暖水脏,益智,平胃气,逐虚邪
8	《道藏》	陆修静	宋(前1116年)	中华九大仙草之首
9	《本草衍义》	寇宗奭	明代1578年	治胃中虚热
10	《本草纲目》	李时珍	明代(1644年)	治发热自汗,痛疽排脓内塞
11	《药品化义》	贾九如渠·李延星补	康熙年间	治肺气久虚,咳嗽不止
12	《本草备要》	汪昂	康熙年间	疗梦遗滑精
13	《本草再新》	叶桂	乾隆三十年(1765年)	理胃气,清胃火,除心中烦渴,疗肾经虚热,安神定惊,解痨汗,能解暑
14	《本草纲目拾遗》	赵学敏	公元2005	清胃除虚热,生津,已劳损,以之代茶,开胃健脾,定惊疗风……
	《中华人民共和国药典》	国家药典委员会		阴伤津亏,口干烦渴,食少干呕,病后虚热,目暗不明

表1-3　药用石斛的现代应用

序　号 Serial number	药物名称 Name of drugs	生产厂家 Manufacturer	主要原料 Main material	功　效 Efficacy
1	桂冠牌脉络宁注射液	南京金陵制药(集团)有限公司	Dendrobium	清热养阴、活血化淤
2	复方鲜石斛颗粒剂	南宁百会药业集团有限公司	Dendrobium	滋阴养胃、清热解酒等
3	天相牌铁皮石斛胶囊	杭州青春元生物制品有限公司	D. candium	滋阴养胃、生津止渴等
4	立钻牌铁皮石斛合片	浙江天皇野生植物有限公司	D. candium	清咽润喉
5	杭州桐君铁皮石斛胶囊	杭州桐君药业有限公司	D. candium	增强免疫力
6	复方石斛片	贵阳德昌祥药业有限公司	Dendrobium spp.	滋养肝肾、益气明目
7	香格里拉幸福胶囊	云南中实生物技术有限公司	D. nobile	增强免疫等功能
8	金石斛含片	云南中实生物技术有限公司	D. nobile	治疗咽喉干涩、痛、痒和干咳
9	铁皮石斛冲剂	海南洋浦嘉华生物工程有限公司	D. candium	除痰下气、强阴益精等
10	铁皮石斛胶囊	海南洋浦嘉华生物工程有限公司	D. candium	免疫调节等
11	铁皮石斛茶	海南洋浦嘉华生物工程有限公司	D. candium	免疫调节等
12	石斛夜光丸	宁波立华制药有限公司、等34家	D. candium	治疗白内障、青光眼等
13	登峰牌铁皮石斛颗粒剂	杭州登峰营养保健品有限公司	D. candium	免疫调节
14	天目山牌铁皮石斛软胶囊	杭州天目山药业有限公司	D. candium	缓解疲劳、增强机体免疫力
15	天目山牌铁皮石斛枫斗颗粒	杭州天目山药业有限公司	D. candium	缓解疲劳、增强机体免疫力
16	胡庆余堂铁皮石斛枫斗晶	杭州胡庆余堂药业有限公司	D. candium	生津养胃、清热养阴、补胃积精等
17	千岛牌铁皮石斛冲剂	杭州千岛湖药业有限公司	D. candium	滋阴生津、益智定惊等
18	雁荡山铁皮石斛枫斗胶囊	浙江明康天然植物制品有限公司	D. candium	抗疲劳
19	雁荡山牌铁皮石斛枫斗颗粒剂	浙江明康天然植物制品有限公司	D. candium	免疫调节
20	雁荡山牌铁皮石斛咀嚼片	浙江明康天然植物制品有限公司	D. candium	免疫调节
21	杭健牌铁皮石斛茶	杭州桐君药业有限公司	D. candium	增强免疫力
22	杭健牌铁皮石斛颗粒剂	杭州桐君药业有限公司	D. candium	增强免疫力

良好的功效,使药用石斛的需求量不断增长,特别是脉络宁注射液和石斛夜光丸等中成药的问世,极大地刺激了市场对药用石斛的需求。然而,自20世纪70年代以来,野生药用石斛资源急剧减少,许多珍贵品种已濒临灭绝,使得药用石斛需求量大与资源短缺间的矛盾日趋凸现。药用石斛资源的匮缺不仅限制了药用石斛的产品生产,也大大阻滞了药用石斛的种质资源、化学成分、药理作用的基础研究与应用开发。

分析当前药用石斛资源匮缺的原因可能有:①生态环境要求特殊。药用石斛为附生植物,多生长在温凉高湿的阴坡、半阴坡微酸性岩石上,常与地衣、苔藓和石豆兰等混生,群聚分布,上需林木侧方遮阴,下需溪沟提供水源[3,4]。因此,石斛属植物分布虽然广泛,但其生长严格受小气候环境限制,生长地域极为狭窄,资源十分有限。②自然繁育能力低。药用石斛为多年生草本植物,种子极其微小,胚具有后熟现象,自然条件下很难萌发,生长周期长,且成活率低。通常种子在自然条件下萌发需要与特定的内生真菌共生,依靠内生真菌提供营养元素维持其生长发育所需[79]。③山地森林的不合理开发与使用。长期的不合理耕作、大量砍伐树木等导致的生态环境的严重破坏,同样导致了石斛属植物野生资源的严重破坏,使其产量锐减。④野生资源的过度采集。由于经济利益的驱动,石斛资源遭到过度采集,导致许多品种野生资源濒临灭绝。云南曾是石斛种类和数量极其丰富的地区,在20世纪90年代,每年仍有大量石斛外运,仅南京金陵制药集团每年从云南获取上千吨品种多样的鲜石斛。为达到目的,许多人采取了砍伐大树收取石斛的手段,毁灭了大量的石斛资源,至今除原始森林难以到达的地方外,云南已很难发现野生石斛的踪迹。⑤尚不能人工规模化栽培。与人参、当归等名贵中药材相比,对药用石斛生长发育所必需的栽培条件,人们的认识还相当有限,关于药用石斛的栽培基础尚不清楚,以至于药用石斛的栽培至今还处于摸索阶段,未形成规模,无法从根本上解决药用石斛资源的供需矛盾,也无法阻止野生资源因持续的采集而逐渐消失殆尽。因此,寻求有效挽救药用石斛野生资源,特别是珍稀濒危品种的途径,亟待解决。

2　药用石斛资源再生现状

药用石斛资源的濒临灭绝和石斛供求关系的日益紧张引起了国内外众多学者的重视,并为此开展了多方面的深入研究。改革开放后,列入政府资助的科研项目达十几个,其中 2001—2005 年间获国家自然科学基金资助的项目有 7 个(表 1-4)。据"重庆维普数据库"和"中国期刊数据库"统计,从 1989—2005 年,共发表石斛相关的中文研究论文共 745 篇,其中 1989—1993 五年间发表 55 篇,之后逐年增多,2004 和 2005 年发表的论文数量占了 42%(图 1-2),近几年获得资助的项目及发表的论文主要是围绕药用石斛资源来开展研究的,由此足见石斛的重要地位及其资源问题的严重性。

表 1-4　2001—2005 年以石斛为主要材料获得国家自然科学基金资助的项目

项目编号 Item number	项目名称 Item name	项目负责人 Principal of item	依托单位 Application Organization	项目起止年月 Time of start and end
30171144	中药材石斛类 DNA 序列数据库及质量评价体系的建立	徐珞珊	中国药科大学	2002.01—2004.12
30170023	真菌诱导子对铁皮石斛细胞化学成分影响的研究	郭顺星	中国医学科学院	2002.01—2004.12
30170767	石斛菌根营养生理的研究	陈连庆	中国林业科学研究院	2002.01—2004.12
30371750	名贵中药(石斛)gDNA 种质鉴定芯片的研制	李同祥	东南大学	2004.01—2004.12
30370144	铁皮石斛居群的遗传结构及道地性种质的分子标记	丁小余	南京师范大学	2004.01—2006.12
30472150	濒危植物金钗石斛保护遗传学与品质评价分子标记研究	徐红	上海中医药大学	2005.01—2007.12
30571470	濒危石斛菌根抗旱生物学基础研究	陈连庆	中国林业科学研究院	2006.01—2008.12

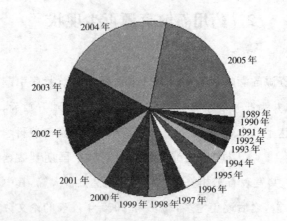

图 1-2 石斛相关论文发表数量统计

当前有关药用石斛资源再生的研究主要可分为野生变家种、组织快繁与试管苗人工移栽相结合两条途径(图 1-3)。

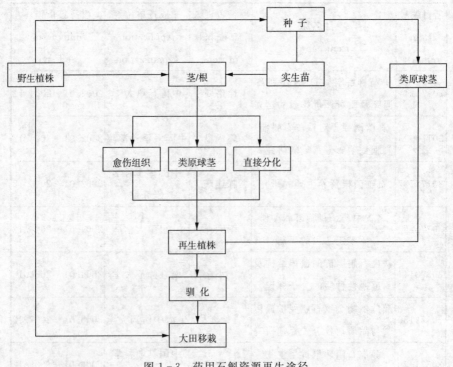

图 1-3 药用石斛资源再生途径

2.1　药用石斛的野生变家种

石斛的栽培历史悠久,早在明代就有关于砂面种植和挂在屋檐下栽培的记载。自 20 世纪 50 年代以来先后报道过有关霍山石斛、曲茎石斛、金钗石斛及铁皮石斛等的栽培情况[8~10]。研究结果表明,宜根据地区和种类的不同,采取不同的栽培方式(表 1-5)。虽然报道的移栽成活率都较高,但主要是试验性结果,而且因野生资源匮乏,有些珍贵品种如霍山石斛、铁皮石斛等处于濒临灭绝状态,可供移栽的野生苗极度有限,加之石斛对生长条件要求十分苛刻,除光照、营养、温度及生态外,还需要与特定的真菌共生,生长周期长,繁殖系数低,还没有规模化移栽的成功经验。因此,这种方式虽然对保存野生种质有一定意义,但从根本上不能解决石斛需求量大的问题。

表 1-5　药用石斛的人工栽培

野生变家种 Demestication of wild plants			试管苗人工移栽 Transplantion of tube shoots		
石斛种名(Specific name)		References 参考文献	石斛种名(Specific name)		References 参考文献
中文名 Chinese name	学名 Scientific name		中文名 Chinese name	学名 Scientific name	
霍山石斛	D. huoshanense	11, 13	霍山石斛	D. huoshanense	11, 13
迭鞘石斛	D. chryseum	14, 15, 32	流苏石斛	D. fimbriatum	17
铁皮石斛	D. officinale	20, 24, 32	曲茎石斛	D. flexicaule	16
金钗石斛	D. nobile	29, 30	美花石斛	D. loddigesii	17
美花石斛	D. loddigesii	30	无距石斛	D. wangii	17
密花石斛	D. densiflorum	30, 31	密花石斛	D. densiflorum	17
细叶石斛	D. hancockii	30	铁皮石斛	D. officinale	18—23, 25—27
流苏石斛	D. fimbriatum	32	金钗石斛	D. nobile	28—30
石斛	Dendrobium	23, 34			

2.2　药用石斛的组织培养

自 1960 年法国人 Gmorel 利用石斛茎尖组织培养无病毒植株的无性繁殖创立以来,石斛组织培养逐步走向深入。近年来,有关石斛组织培养的研究主要集中在以下几个方面:

(1)外植体的选择。外植体选择是否恰当是植物离体培养是否成功的关键,它受所选植株部位的发育程度、分化能力等多方面因素的影响,目前,石斛离体培养中采用的外植体多为种子、茎段、茎尖、根尖、类原球茎和假鳞茎等(表 1-6)。在统计的 19 种石斛离体培养中,有 11 种石斛进行过以种子为外植体的离体培养,8 种进行过茎段的离体培养,4 种进行过类原球茎的离体培养,只有金钗石斛进行过假鳞茎的离体培养,其他见表 1-6。

(2)基本培养基的筛选。多数研究表明,基本培养基不是制约石斛离体培养的关键因素,植物离体培养的多数培养基均适于石斛的离体培养,只是效果不同。如适于铁皮石斛类原球茎增殖的基本培养基为 1/2MS 培养基,适于种子萌发的最适培养基为 MS 和 N6,适于茎段培养的基本培养基为 MS 和 B5。由此可见,宜根据植物种类和外植体的类型选择合适的基本培养基[10,48,158,159]。

(3)植物生长调节剂。植物生长调节剂是石斛组织培养中研究较多的一类影响因素。到目前为止,成功应用于石斛组织培养的有 NAA、BA、KIN、2,4-D、ABA、Triacontanol(TRIA)等[35-41,45,47-52]。不同种类的植物生长调节剂在外植体生长发育中发挥着不同的作用。如 Mujib 和 Jana (1994)[36]报道 D. madame pompadour 的茎尖接种于附加 0.2mg L^{-1}2.4-D 和 0.2mg L^{-1} BA 的培养基上可诱导出愈伤组织,而添加 NAA 和 BA 则易产生 PLBs,GA-3 对 PLBs 的增殖也有一定的影响。Nayak (1997)[37]等报道兜唇石斛和 D. moschatum 的茎段在 MS 基本培养基附加 BA 或 TDZ 能快速增殖并形成茎,在 MS 附加 IBA 培养基上可诱导生根。Ravindra (2005)[45]等将金钗石斛茎尖转接于附加 4.0 μg L^{-1} 的 Triacontanol (TRIA)培养基,能高效诱导出 PLBs 和芽尖,诱导率达到 93%。

(4)有机添加物。应用于石斛属植物离体培养的有机添加物主要有马铃薯、香蕉、椰汁、荸荠提取物及青杠树皮的乙醇、丙酮提取物。研究表明不同有机添加物对试管苗的生长、发育和类原球茎的增殖、分化起着不同程度的促进作用或抑制作用。如香蕉提取物对试管苗壮苗效果较好[50,51]。1/2MS 附加 NAA 和马铃薯提取物能使霍山石斛种子萌发率达到 100%,其中 60%的生长成堆状 PLBs,并具有 0.5-1.0 cm 的根和 1-2 片叶[52]。因此,宜根据外植体的种类及其发育阶段和培养目的选取不同的有机添加物。

表 1-6　药用石斛的离体培养

石斛名 Plant name	外植体来源 Explant source	诱导效应 Response	参考文献 References
D. fimbriatum	Shoot-tip	Callus, PLBs, well-root plantlet	35,55
D. gouldii	Seed	Plantlet	39
D. nobile	Thin cross section, Stem segment, Shoot-tip, PLBs, Pseudobulb	Callus, PLBs, Shoot, Plantlet regeneration	38,40,45,49,55-64
D. moschatum	Stem-disc, Shoot segment	PLBs, Plantlet regeneration, Shoot bud formation;	37,65
D. aphyllum	Shoot segment	Shoot bud formation	37
D. crumentatum	Seed	Shoot apex	66
D. candidum	PLBs, Shoot, Seed, Stem	Flower, Callus, PLBs, Shoots, Plantlet, Root	48,50,53-55,67-71
D. flexicaule	Shoot segement, Seed	Shoot	48
D. huoshanense	Seed, Root-tip, Stem-apex, Shoot segment, Shoot segment with buds	PLBs, Root, Floral buds	51,52,72-77
D. chrysotoxum	Seed	Embryo, Shoot	78
D. loddigesii	Seed,Stem segment,Shoot	Shoot,Plantlet	72,81-84
D. devonianum	Seed	Shoot,Plantlet	85
D. lituiflorum	Seed	PLBs,Shoot	86
D. chrysanthum	Seed	PLBs,Shoot	72,87
D. Sonia	Shoot-tip,Leaf	PLBs,Shoot,Plantlet	41,42
D. cochliodes	Seed	PLBs,Shoot,Plantlet	88
D. bellatulum	Stem-segment	Axillary buds	89
D. Madame	Shoot-tip	Callus, PLBs	36

（5）试管苗移栽。从已有的研究看，人们围绕外殖体来源与生理状态、培养基类型、激素、有机添加物等对药用石斛的组织快繁做了大量研究工作，并已成功地培育出多种石斛试管苗，比较好地解决了石斛种子在自然条件下难以萌发的问题。虽然试管苗快繁在多种石斛属植物中已研究成功，但试管苗只有成功实现放养进行大田移栽才能创造实际经济效益。当前石斛组培快繁技术实现产业化的瓶颈是试管苗的大田移栽，而这方面的研究工作做得还很少（表1-5）。虽然已进行过人工移栽的石斛属植物成活率较高，但多为试验结果，已进行的石斛试管苗的大田移栽成活率都很低，很难实现大规模化生产，对解决资源紧缺问题没有起到实质上的效果。如2006年2月26日央视《每周质量报告》铁皮石斛事件后，国家食品药品监督管理局调查发现与杭州登峰营养保健品有限公司合作开发的铁皮石斛种植基地浙江乐清双峰铁皮石斛研究所（浙江省乐清市双峰乡平园村），之前号称40多亩，实地考察只有4亩，并且成活的铁皮石斛数量稀少，小苗居多（http://biz.163.com/06/0226/18/2ATK39FL00020QBK.html）。因此，寻求新的途径实现药用石斛资源再生和可持续利用十分重要。

3 药用石斛化学成分及药理作用

石斛作为常用名贵中草药，所含的化学成分类型多样，各类成分的化学结构又各不相同，药理作用存在较大差异。陈晓梅、张光浓、郁美娟等先后对石斛属植物化学成分及药理作用做了较为全面的综述[1,161,162]，总结了70多年来国内外学者在该领域的研究进展。至今已从石斛属植物中提取分离到110多种化合物，基本类型包括如下（表1-7和表1-8）：

（1）生物碱类。生物碱是最早从石斛属植物中提取分离得到的化合物，由日本人铃木秀干于1932年从金钗石斛分离得到石斛碱（Dendrobine）[107,108]。王宪楷总结了从1932年到1986年间共从13种石斛属植物中分离得到29种生物碱，其中仅5种植物含有石斛碱型生物碱（倍半萜类生物碱），8种植物中含有其他类型且无共同母核的生物碱[129]。后Morita于2000年[163]从D. Snowflake中分离得到3种倍半萜类生物碱。因此，

表1-7 药用石斛的化学成分

序号 Number	化合物类型 Compound type	代表性结构母核 Basal structure	种数 Numbers	生物活性 Bioactivity	植物来源 Plants of Dendrobium Sw.	参考文献 References
1	菲类 Phenanthrene		22	抑制肿瘤、抗血小板凝集 d	D. chrysanthum, D. moniliforme, D. densiflorum, D. plicatile, D. nobile, D. amoenum, D. moscatum,	94-99, 106, 137-140
2	联苄类 Bibenzyl		18	抗诱变	D. moniliforme, D. nobile, D. densiflorum, D. amoenum, D. plicatile, D. loddigesii, D. cumulatum, D. rotundatum, D. crepidatum, D. moscatum,	94,96, 97,99, -105,141
3	生物碱类 Alkaloid		32		D. nobile, D. parishii, D. crepidatum, D. chrysanthum, D. wardianum, D. pierardii, D. primulinum, D. friedricksianum, D. hildebrandii, D. findlayanum,	107-126
4	芴酮类 Flurenone		4	——	D. chrysanthum, D. chrysotoxum, D. gibsonii, D. densiflorum,	130,131, 133,134

（续表）

序 号 Number	化合物类型 Compound type	代表性结构母核 Basal structure	种 数 Numbers	生物活性 Bioactivity	植物来源 Plants ofDendrobium Sw.	参考文献 References
5	倍半萜类 Sesquiterpene		7	刺激B细胞增殖、调节机体免疫力	D. moniliforme、D. nobile、D. snowflake、D. amoenum、D. aduncum、	129、142
6	香豆素类 Coumarin		6	—	D. densiflorum、D. chryseum、D. fimbriatum、D. thysiflorum	129-131、137
7	薯皂苷配基类 Diosgenin		2	—	D. fimbriatum	127、128
8	多糖 Polysaccharide	不同单糖残基组成的重复结构单元	7	增强机体免疫力、抗肿瘤	D. candidum、D. aphyllum、D. officinal	80、90-92
9	甾体类		11	—	D. ochreatum、D. bicanmerantum、D. crassinode、D. fuscecens、D. fimbriatum、D. chrysotoxum、D. chryseum、D. densiflorym	128、129、132

到目前为止,共从石斛属植物中分离出 32 种生物碱,其中倍半萜类 19 种、四氢吡咯类 3 种、苯酞四氢吡咯类 3 种、吲哚联啶类 5 种和咪唑类生物碱 2 种。尽管生物碱是从石斛属植物中分离最早且种类较多的化合物,但相应的生物学活性尚未见报道,有待做进一步的研究。

表 1-8　石斛属植物生物学活性的研究

生物学活性 Bioactivities	活性组分 Active fractions	石斛种类 Specific name	参考文献 References
增强机体免疫力	多糖、倍半萜类糖苷	D. aphyllum, D. nobile, D. official	91,143, 145－147,160
防治白内障	水提液	D. nobile	148,149
抗肿瘤	Phenanthrene,水提液	D. chrysotoxum, D. nobile, D. moniliforme	95,150,151
抗血小板凝集	phenanthraquinone,moscatilin	D. monilifrome, D. loddiges	153,154
抗炎、抗诱变、抗氧化	Gigantol/moscatilin/triatin	D. nobile D. monilifrome	102－104,152
消化系统的作用	浸膏、水提液	D. officinale, D. chryseum, D. nobile, D. chrysanthum,	155－157

(2)酚类化合物。是近年从石斛属植物中分离得到,包括菲类和联苄类两大类,至今共分离到 40 多种,其中从 7 种植物中分离出具有菲核的化合物 9 个,5 种植物中分离出具有 9,10－双氢菲母核的化合物 8 个,4 种植物中分离出具有菲醌母核的化合物 5 个,14 种植物中分离出具有联苄母核的化合物 18 个。药理学研究表明,该大类化合物具有抗肿瘤、体外抗血管生长、抗血小板凝集、抗诱变及抗氧化等良好的生物学活性。

(3)倍半萜类。倍半萜类化合物是从 7 种石斛属植物中分离出的具有增强机体免疫功能的化合物之一,目前共分离出 7 个。

(4)香豆素类。迄今从 4 种石斛属植物中共分离到 6 种香豆素类化合物,具有松弛平滑肌、扩张血管及抗凝血作用

(5)芴酮类。对 D. chrysanthum, D. chrysotoxum, D. gibsonii 和 D. densiflorum 4 种石斛属植物进行过该类化合物的分离,已得到 4 个化合物,但相关的生物学活性未见报道。

（6）多糖类。多糖是近年来国内外研究颇为热门的课题之一，广泛存在于动物、植物和微生物中，具有增强机体免疫力和抗肿瘤等重要生物活性，但国内外学者对石斛属植物多糖关注较少，至今仅从两种石斛属植物中分离得到 7 个均一性多糖。相关的多糖活性研究也较少，仅有 4 篇文献做过类似报道。多数研究还表明，多糖的生物学活性与多糖的结构密切相关，且存在活性结构中心，而在分离得到的 7 种多糖中，仅 Hua（2004）[92]等对从铁皮石斛中分离到的一种多糖结构做了较为细致的描述，并确定该多糖是由 β—mannose 和 β—glucose 重复单元构成，且分子量为 130000。多糖结构的不清严重限制了对多糖结构和功效关系的研究。

其他从石斛属植物中分离得到的化合物和药理活性的研究见表 1-7 和表 1-8。从现有资料可以看出，石斛属植物化学成分类型多样，不同种石斛所含化学成分类型不同，不同产地的同种石斛化学成分差异也很大。然而当前对包括《中华人民共和国药典》（2005 版）记载的 9 种石斛在内的药用石斛化学成分的研究主要集中在低极性、小分子化合物上，对极性高、大分子化合物的研究还很少，如多糖等。到目前为止，虽然已有关于石斛属植物的药理学研究，但针对石斛化学成分的生物学活性的研究较少，而且报道的小分子化合物相关药理学活性与历代本草记载的差别很大，相关的多糖等大分子化合物研究更是少见。造成这种现象的一个主要原因可能是没有足够的资源用于化学成分和药理学研究。

因此，解决药用石斛资源的再生，不仅有利于种质的保存，而且能提供足够的资源用于石斛的化学与药理研究，从源头上为药用石斛的应用开发奠定坚实的基础。在今后的的研究中除了寻求有效实现资源再生的途径外，还应进一步提取分离纯化一些新的天然活性成分，特别是多糖等大分子化合物，注意化学成分与药理研究相结合，为开发新药和扩大药源提供更多的科学依据。

4 课题构想

霍山石斛（Dendrobium huoshanense C. Z. Tang et S. J. Cheng）属兰科石斛属，产于大别山安徽省霍山县，是 2005 版《中华人民共和国药典》记载的九种药用石斛之一,也是我国历代本草中明确记载的 4 种药用石斛之一。
《名医别录》记载起至今已有 1700 多年历史,之后《本草纲目拾遗》又称霍山
石斛为最佳。然而,由于包括霍山石斛在内的药用石斛为多年生草本植物,
其生长对环境要求的特殊性和人为因素(过度采挖、过度砍伐树木、开垦土
地)导致的生态环境严重破坏,野生资源已濒临灭绝,在其主产地也很难发
现野生个体。另据报道,霍山石斛最高售价达 4 万元人民币/kg,但近 10 年
来市场处于有价无货状态(摘自 www. getgoal. com. te)。作者实地考察也
发现,霍山县霍山石斛种植基地所种植的多为铁皮石斛和铜皮石斛,而正品
霍山石斛很少(图 1-4),总种植面积不到 0.5 亩,尚未能形成规模生产,据
何云峙老先生(霍山石斛种植基地总负责人,从事霍山石斛种植 50 多年)介
绍,当地药方所售的"霍山石斛"实为当地产的铁皮石斛和铜皮石斛,市场上
不可能有正品霍山石斛(俗名"米斛")。因此,霍山石斛是一种典型的濒危
珍稀药用石斛品种。

当前有关霍山石斛资
源再生及可持续利用的研
究主要集中在试管苗的组
织快繁和家种移栽方面。
霍山石斛的野生变家种的
研究最早见于 1958 年,因
为栽培条件难以模拟野生
环境,一直没有取得实质性
进展。20 世纪 80 年代以
来,人们对霍山石斛试管苗

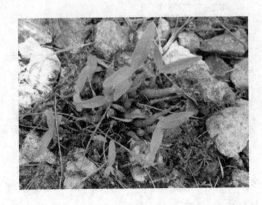

图 1-4　霍山石斛

的组织快繁及其人工移栽进行了大量研究。但因试管苗生根困难,根系纤
弱不发达,生态环境要求特殊,脱瓶移栽难以成活,人工栽培至今未能形成
规模生产。虽然关于药用石斛化学成分及药理活性有不少研究,但因资源
濒危,真正对霍山石斛化学成分和药理活性的研究还没有报道,更谈不上为
其资源的保护与合理使用提供理论指导。

因霍山石斛具有典型性,本课题以霍山石斛为实验材料,结合我国药用石
斛资源及其可持续利用现状,利用其体细胞胚性器官——类原球茎易分散、繁

殖速度快、代谢全能性的特点,在建立霍山石斛类原球茎稳定的培养体系和多糖活性评价体系的基础上,建立霍山石斛类原球茎生长和活性多糖高效表达的液体培养体系,同时进行活性多糖的结构表征,研究线路图如图1-5所示。

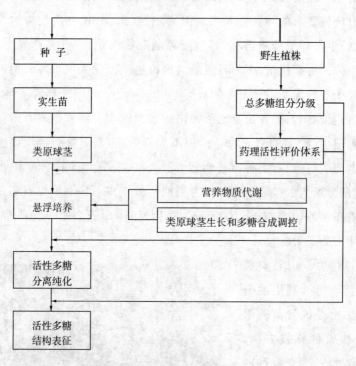

图1-5 论文线路图及主要研究内容

　　本研究拟解决的关键难点在于霍山石斛类原球茎培养体系的建立、活性多糖合成的调节模式和活性多糖单组分的纯化与结构鉴定。研究中的创新点是突破试管苗快繁的常规方法,提出用类原球茎目的液体培养可持续开发药用石斛资源的新思路,克服了试管苗生根弱、移栽困难的限制。首次较系统地以霍山石斛为对象研究药用石斛类原球茎液体培养体系的建立方法与理论,为产业化开发提供理论支持,为其他药用石斛资源的可持续开发提供借鉴。研究的意义在于:①为霍山石斛类原球茎大规模培养直接生产药用成分提供理论依据和原始资料,这将是濒危珍稀霍山石斛药用资源再生及可持续利用的一条新途径;②霍山石斛类原球茎直接替代野生霍山石斛使用的可能性提供可靠的实验依据;③多糖结构表征的结果将为探讨多糖构效关系和人工合成或改性多糖提供理论基础。

参考文献：

[1] 陈晓梅,郭顺星. 石斛属植物化学成分和药理作用的研究进展. 天然产物开发与研究,2000,13:70.

[2] 徐红,李晓波,王峥涛,等. 海南、广东省石斛属植物资源与种质保护研究. 中国植物野生资源,1999,5:24.

[3] 吉占和. 中国石斛属的初步研究. 植物分类学报,1980,18:427.

[4] 卢炯林,高立献. 河南石斛属植物的调查研究. 武汉植物学研究,1991,9:148.

[5] 伍小燕. 脉络宁注射液的临床应用. 陕西中医,1996,17:285.

[6] 吕树进,吕树芸. 石斛夜光丸新用. 山东中医杂志,2000,19:438.

[7] 梁临芳. 石斛夜光丸在非眼科疾患中的应用. 中医药研究,1997,13:18.

[8] 胡天方. 霍山石斛野生变为栽培的经验介绍. 中药通报,1958,4:424.

[9] 王康正,范磊,高文远,等. 药用石斛栽培的研究概况. 中国中药杂志,1998,3:340.

[10] 刘瑞驹,蒙爱东,邓锡青. 铁皮石斛试管苗快速繁殖的研究. 药学学报,1988,23:636.

[11] 张鹤英,于力文,蔡永萍,等. 栽培石斛茎 SOD、POD 和 CAT 活性及细胞膜脂质过氧化作用的研究. 安徽农业大学学报,1997,24:306.

[12] 徐云鹍,于文力,叶嗣昌,等. 霍山石斛种子试管苗的栽培. 安徽农学院学报,1985,1:95.

[13] 徐云鹍,于文力,杨道麟. 霍山石斛野生苗和试管移栽苗光合特性研究. 安徽农学院学报,1991,18:45.

[14] 杨启焕,周明华. 石斛栽培方法的初步研究. 中药材,1986,9:7.

[15] 程式君. 石斛属的引种栽培. 植物引种驯化集刊,1985,4:59.

[16] 石友亭,杨联合,施子栗,等. 曲茎石斛放养研究. 中国中药杂志,1995,20:149.

[17] 曾宋君,程式君,张京丽,等.五种石斛兰的胚培养及其快速繁殖研究.园艺学报,1998,25:75.

[18] 屈济逸.铁皮石斛试管苗移栽技术与栽培管理.广西医学论文选编,1994,4:903.

[19] 顾慧芬,忻晓君,周文婷,等.铁皮石斛试管苗快速生长与栽培研究及多糖含量测定.中成药,1999,21:658.

[20] 李铭宗.铁皮石斛的生物学特性和人工栽培.福建热带科技,1999,24:29.

[21] 许春萱,肿黎,杜献洲,等.人工栽培铁皮石斛中微量元素的测定.信阳师范学院学报(自然科学版),2002,15:411.

[22] 付德聪,冯德祥,张绍云,等.铁皮石斛集约化高产栽培技术研究.中草药,2003,34:177.

[23] 蒙爱东.铁皮石斛试管苗快速繁殖和栽培的研究ν:基质、容器、苗龄和季节对移栽的影响.中国药学会西南五省区中药、天然药及民族药第八次学术会议广西论文汇编,1993,PP67.

[24] 倪勤武,来平凡,陈益平.富阳市野生铁皮石斛资源调查与驯化栽培研究.中医正骨,2005,17:21.

[25] 朱艳,秦民坚.促进铁皮石斛试管苗移栽成活的研究.中国野生植物资源,2004,23:62.

[26] 钟爱清,林云斌,林丛发.铁皮石斛栽培技术.福建农业,2006,5:20.

[27] 叶纪沟.铁皮石斛试管苗人工栽培的研究.中国药业,2001,10:53.

[28] 周萍,李泽文,王黔红.石斛高产稳产栽培技术的研究.中草药,1991,14:9.

[29] 陈玉琼,余家辉,胡生朝,等.贵州省赤水市金钗石斛的栽培及管理技术.遵义科技,2006,2:46.

[30] 李凤华,宋锡全,王承录,等.贵州几种野生石斛的引种栽培和繁殖技术.贵州师范大学学报,2002,20:5—8.

[31] 王用平.贵州赤水县石斛栽培方法.中草药通讯,1978,9:44.

[32] 张西玉.三种川产人工栽培石斛的多糖含量测定.乐山师范学院学报,2004,19:88.

[33] 李泉深,张明,金化勇.石斛无土栽培基质的初步研究.中国中药杂志,2000,25:23.

[34] 袁玉美.潞西市石斛种质资源及栽培技术.林业调查规划,2005,30:112—114.

[35] Roy J, Banerjee N. Induction of callus and plant regeneration from shoot-tip explants ofDendrobium fimbriatum Lindl. Var. oculatum Hk. f. Scientia Horticulturae,2003,97:333.

[36] Mujib A, Jana BK. Clonal propagation ofDendrobium madame pompadour through apical meristem culture. Advances in plant sciences,1994,7:340

[37] Nayak NR, Rath SP, Patnaik S. In vitro propagation of three epiphytic orchids,Cymbidium（L.）Sw. ,Dendrobium aphyllum（Roxb.）Fisch, and Dendrobium moschatum（Buch-Ham）Sw. through thidiazuron-induced high freuquency shoot proliferation. Scientia Horticultuae,1997,71:243.

[38] Yasugi S, Shinto H. Formation of multiple shoots and regenerated plantlets by culture of pseudobulb segment innobile type Dendrobium. Shokubutau Soshike Baiyo,1994,11:153.

[39] Sinha P, Hossain MZ, Roy SK. Invitro mass propagation ofDendrobium goudii cv. Pinwathana through seed culture. Bangladesh Journal of botany,2002,31:73.

[40] Nayak NR, Sahoo S, Patnaik S, Rath SP. Establishment of thin cross section（TCS）culture method for rappid micropropagation ofCymbidium aloifolium（L.）Sw. and Dendrobium nobile lindl.（Orchidaceae）. Scientia Horticulturae,2002,94:107.

[41] Saiprasad GVS, Raghureer P, Khetarpal S, Chandra R. Effect of various polyamines on production of protorm-like bodies in orchidDendrobium 'Sonia'. Scientia Horticulturae,2004,100:161.

[42] Martin KP, Madassery J. Rapid in vitro propagation ofDendrobium hybrids through direct shoot formation from foliar explants and protocorm-like bodies. Scientia Horticulturae,2006,108: 95.

[43] 包雪生,顺庆生,陈立钻. 中国药用石斛. 上海医科大学出版社和复旦大学出版社,2001,5.

[44] Chia TF, Chan YS, Chua NH. The firefly luciferase gene as a non-invasive reporter for Dendrobium transformation. Plant Journal,1994,6:441.

[45] Ravomdra BM, Gamgadjar SM, Nataraja K. Micropropagation of-Dendrobium nobile from shoot tip sections. Journal of Plant Physiology,2005,162:473.

[46] 徐云鹍,于力文. 霍山石斛种子的萌发和试管苗的培养. 安徽农学院学报,1984,11:48.

[47] 周月坤,王伏雄. 兜唇石斛幼叶再生植株的研究. 植物学集刊,1989,12:123.

[48] 杨联河,王倩嵘,石拓,等. 曲茎石斛组织培养研究. 中国中药杂志,1998,23:658.

[49] 周钟信,宁厚圃,周建宇. 石斛(Dendrobium nobile)离体再生及其器官发生的解剖学观察. 天津农学院学报,1997,4:11.

[50] 刘晔,张治国. 铁皮石斛试管苗壮苗培养基的研究. 中国中药杂志,1998,23:654.

[51] 李小军,刘石泉,潘维陵,等. 香蕉提取物对霍山石斛试管苗壮苗的影响. 江苏大学学报,2004,25:469.

[52] 温云飞,鲁润龙,谢子立. 霍山石斛快速繁殖和花芽诱导. 植物生理学通讯,1999,35:296.

[53] 王光远,许智宏,蔡德发,等. 铁皮石斛的离体开花. 中国科学(C辑),1997,27:229.

[54] 王光远,刘培,许智宏. 石斛离体培养中 ABA 对诱导花芽形成的影响. 植物学报,1995,37:374.

[55] 卢文芸,唐金刚,乙引,等. 五种药用石斛快速繁殖的研究. 种子,

2005,24:23.

[56] 高培元,陈健妙,甘铨.金钗石斛的茎段组织培养与植株再生.中草药,2002,33:1031.

[57] 张艳,范俊安,李泉森,等.金钗石斛培养初步研究.时珍国医国药,2001,12:189.

[58] 陈庭,叶庆生,刘伟.金钗石斛类原球茎诱导及增殖的正交试验.华南农业大学学报,2005,26:60.

[59] 孙廷,杨玉珍,胡如善,等.金钗石斛的组织培养和快繁技术.河南科技大学学报,2004a,24:35.

[60] 孙廷,杨玉珍,胡如善,等.金钗石斛的组织培养和快繁技术.西北农业学报,2004b,13:13.

[61] 孙廷,杨玉珍,陶杰,等.金钗石斛的组织培养和快繁技术.山东农业大学学报,2005,36:47.

[62] 陈仕江,张明,金仕勇,等.GA$_3$、6—BA 对金钗石斛生长发育及生物碱含量的影响.植物资源与环境学报,2004,13:7.

[63] 黄蘩宇,蒋波,杨存亮,等.金钗石斛老茎诱导无菌苗的初步研究.玉林师范学院学报,2004,25:76.

[64] 宋锡全,宋琴曲.金钗石斛茎段培养再生绿色植株.贵州师范大学学报,2003,21:80.

[65] Kanjilal B,De Sarker D,Mitra J,Oatta KB. Stem disc culture:development of a rapid mass propagation method forDendrobium moschatum （Buch.—Gan.） Swartz—An endangered orchid. Current Science,1999,77:497.

[66] Vellupillai M,Swarup S,Goh CJ. Histological and protein changes during early stages of seed germination in the orchid,Dendrobium crumenatum. Journal of Horticultural Science,1997,72:941.

[67] 周俊辉,钟雪锋,蔡丁稳.铁皮石斛的组织培养与快速繁殖研究.仲恺农业技术学院学报,2005,18:23.

[68] 周江明.不同有机物对铁皮石斛试管苗生长发育的影响.中国农

学通报,2005,21:49.

[69] 张伟,陈坤.药用石斛的组织培养及管理研究.南阳师范学院学报,2004,3:41.

[70] 蒋林,丁平,郑迎冬.添加剂对铁皮石斛组织培养和快速繁殖的影响.中药材,2003,26:539.

[71] 朱艳,秦民坚.铁皮石斛茎段诱导丛生芽的研究.中国野生植物资源,2003,22:56.

[72] 李小军,刘石泉,路群,等.香蕉提取物对霍山石斛原球茎增殖的影响.上海师范大学学报,2004,33:74.

[73] 胡如善,孙廷,杨玉珍.霍山石斛的离体培养研究.江苏农业大学学报,2005,4:72.

[74] 谭云,叶庆生,刘伟.霍山石斛(Dendrobium huoshanense)的组织培养.植物学通报,2005,22:58.

[75] 傅玉兰,谷凤,胡传明,等.霍山石斛组培快繁技术研究.安徽农业科学,2004,32:522.

[76] 王亦菲,陆瑞菊,孙月芳,等.霍山石斛细胞再生物的诱导和培养.上海农业学报,2004,20:8.

[77] 吴明纲,康春凤,鲁润龙.霍山石斛带节间的茎段在IBA/NAA诱导下的组织培养.中国科学技术大学学报,2001,31:624.

[78] 徐红,刘峻,王峥涛,等.鼓槌石斛组织培养研究.中国中药杂志,2001,26:304.

[79] 张延伟,康翼川.石斛内生真菌的研究概述.山地农业生物学报,2005,24(5):438.

[80] 李满飞,徐国钧,平田义正,等.中药石斛类多糖的含量测定.中草药,1990,21:442.

[81] 毛秀华,金家兴,刘作易,等.环草石斛种子萌发培养的研究.贵州农业科学,2004,32:48.

[82] 卢文芸,张宇斌,唐正刚,等.环草石斛(D. loddigesii Rolfe.)快速繁殖研究.贵州师范大学学报,2004,22:15.

[83] 白美发,吴彤林,黄敏,等.粉花石斛组织培养快速繁殖.种子,

2004,23:44.

[84] 毛堂芬,刘作易,金家兴,等.环草石斛试管苗壮苗培养的研究.种子,2005,24:21.

[85] 丁长春.齿瓣石斛的胚培养技术及其快速繁殖研究.热带农业科技,2004,27(3):10—11.

[86] 常俊,丁小余,保曙琳,等.喇叭唇石斛组织培养的研究.中国中药杂志,2004,29:313.

[87] 史永锋,付开聪,张宇,等.束花石斛快繁育苗技术的研究.中草药,2005,36:438—441.

[88] 杨念,陈之林,段俊,等.羚羊石斛的离体快速繁殖.植物生理学通讯,2006,42:248.

[89] 林洴君.小美石斛茎段培养的研究.中国农学通报,2006,22:292.

[90] 王世林,郑光植,何静波,等.黑节草多糖的研究.云南植物研究,1988,10:389.

[91] 赵永灵,王世林,李晓玉.兜唇石斛多糖的研究.云南植物研究,1994,16:392.

[92] Hua YF,Zhang M,Fu CX,Chen ZH,Chan GYS. Structural characterization of a 2 — O-acetylglucomannan from Dendrobium officinale stem. Carbohydrate Research,2004,339:2219.

[93] 马国祥,徐国钧,徐珞珊,等.反相高效液相色谱法测定18种石斛类生药中 chrysotoxene,erianin 及 chrysotoxine 的含量.中国药科大学学报,1994,25:103.

[94] Yamaki M, Honda C. The stilbenoids fromDendrobium plicatile. Phytochemistry,1996,43:207.

[95] Lee YH,Park JD,Baek NI,Kim SI,Ahn BZ. In-vitro and in-vivo antitumoral phenanthrenes from the aerial parts ofDendrobium nobile. Planta Medica,1995,61:178.

[96] 马国祥,徐国钧,徐珞珊,等.鼓槌石斛化学成分的研究.药学学报,1994,29:763.

［97］马国祥. Chemical constituents of Dendrobium chryseum. Journal of Chinese Pharmacological Science, 1998, 7:52.

［98］Majumder PL, Sen RC. Structure of moscatin- a new phenanthrene derivative from the orchid Dendrobium moscatum. Indian Journal Of Chemistry Section B-organic Chemistry Including Medicial Chemistry, 1987, 26:18.

［99］Majumder PL, Pal S. Rotundatin, a new 9, 10-dihydrophenanthrene derivative from Dendrobium rotundatum. Phytochemistry, 1992, 31:3225.

［100］Majumder PL, Sen RC. Moscatilin, a bibenzyl derivative from the orchid Dendrobium-moscatum. Phytochemistry, 1987, 26:2121.

［101］Majumder PL, Pal S. Cumulatin and tristin, 2 bibenzyl derivatives from the orchids Dendrobium-cumulatum and bulbophylium-triste. Phytochemistry, 1993, 32:1561.

［102］One M Ito Y, Masudea C, Kaga H, Nohara T. Antioxidative constituents fromDendrobii Herba (stems of Dendrobium spp.). Food Sci. Technol., 1995, 1:115.

［103］Miyazawa M, Shimamura H, Nakamura S, Sugiura W, Kosaka H, Kameoka H. Moscatilin fromDendrobium nobile, a naturally occurring bibenzyl compound with potential antimutagenic activity. Journal of Agricultural And Food Chemistry, 1999, 47:2163.

［104］Miyazawa M, Shimamura H, Nakamura S, Kameoka H. Antimutagenic activity of gigantol fromDendrobium nobile. Journal Of Agricultural And Food Chemistry, 1997, 45:2849.

［105］Mphyllum PL, Majumder PL, Chatterjee SC. Crepidatin, a bibenzyl derivative from the orchids Dendrobium cumulatum. Phytochemistry, 1988, 28:1986.

［106］Veerraju P, Rao NSP, Rao LJ, Rao KVJ, Rao PRM. Amoenumin, A9, 10-dihydro-5h-phenanthro-(4, 5 — B, C, D)-pyran From

Dendrobium-amoenum. Phytochemistry,1989,28:950.

[107] 林木秀干．中药石斛生物碱的研究．金石斛考及生物碱测定．药学杂志,1932,52:996.

[108] 林木秀干．中药金石斛生物碱的研究．石斛碱的研究．药学杂志,1932,52:1049.

[109] Okamoto T, Natsume M, Onaka T, Uchimaru F, Shimizu M. Structure of dendroxine-third alkaloid fromDendrobium nobile. Chemical & Pharmaceutical Bulletin,1966,14:672.

[110] Liu QF,Zhao WM. A new dendrobine-type alkaloid fromDendrobium nobile. Chinese Chemical Letters,2003,14:278.

[111] Wang HK, Wang XK, Zhao TF, Che CT. Dendrobine and 3-hydroxy-2-oxodendrobine from Dendrobium-nobile. Jourual Of Natural Products,1985,48:796.

[112] Talapatra B, Mukhopadhyay P, Chaudhury P, Talapatra SK. Denbinobin, a new phenanthraquinone fromDendrobium-nobile lindl (Orchidaceae). Indian Journal Of Chemistry Section B-Organic Chemistry Including Medicinal Chemistry, 1982, 21:386.

[113] Hedman K, Leander K. Ies on orchidaceae alkaloids . 27. quaternary-salts of Dendrobine type fromDendrobium nobile lindl. Acta Chemica Scandinavica,1972,26:3177.

[114] Okamoto T, Natsume M, Onaka T, Shimizu M, Uchimaru F. Future studies on alkaloidal constituents ofDendrobium nobile (orchidaceae)-structure determination of 4-hydroxy-dendroxine and nobilomethylene. Chemical and Pharmaceutical Bulletin,1972,20:418.

[115] Okamoto T, Natsume M, Onaka T, Uchimaru F, Shimizu M. Structure of Dendroxine-third alkaloid fromDendrobium nobile. Chemical and Pharmaceutical Bulletin,1966,14:672.

[116] Okamoto T, Natsume M, Onaka T, Uchimaru F, Shimizu

M. Structure of Dendroxine (6-Oxydendrobine) and 6-Oxydendroxine-Fourth and Fifth alkaloid fromDendrobium nobile. Chemical and Pharmaceutical Bulletin,1966,14:676.

[117] Onaka T,Kamata S,Maeda T,Kawazoe Y,Natsume M,Okamoto T,Uchimaru F,Shimizu M. Structure of nobilonine. 2nd alkaloid from Dendrobium nobile. Chemical and Pharmaceutical Bulletin, 1965, 13:745.

[118] Elander M, Leander K, Rosenblo J, Ruusae. Studies onorchidaceae alkaloids 32 crepidine, crepidamine and dendrocrepine, 3 alkaloids fromDendrobium Crepidatum lindl. Acta Chemica Scandinavica,1973,27:1907.

[119] Kierkega P, Pilotti AM, Leander K. Studies on orchidaceae alkaloids 20 constitution and relative configuration of crepidine, an alkaloid fromDendrobium Crepidatum lindl. Acta Chemica Scandinavica,1970,24:3757.

[120] Ekevag U,Elander M,Gawell L,Leander K,Luning B. Studies on orchidaceae alkaloids .33. 2 new alkaloids,N-cis and N-trans-cinnamoylnorcuskhygrine fromDendrobium Chrysanthum wall. Acta Chemica Scandinavica,1973,27:1982.

[121] Granelli I,Leander K,Luning B. Studies on orchidaceae alkaloids. 16. a new alkaloid,2-hydroxydendrobine,fromDendrobium Findlayanum Par ET Rchb F. Acta Chemica Scandinavica,1970,24:1209.

[122] Blomqvis L,Leander K, Luning B,Rosenblo J. Studies on orchidaceae alkaloids .29. absolute configuration ofDendroprimine,an alkaloid from Dendrobium Primulinum lindl. Acta Chemica Scandinavica, 1972, 26:3203.

[123] Luning B, Leander K. Studies on orchidaceae alkaloids .3. alkaloids in Dendrobium Primulininum lindl andDendrobium Chrysanthum wall. Acta Chemica Scandinavica,1965,19:1607.

[124] Blomqvis L,Brandang S,Gawell L,Leander K,Luning B. Studies

on orchidaceae alkaloids . 37. Dendrowardine, a quaternary alkaloid fromDendrobium Wardianum WR. Acta Chemica Scandinavica,1973,27:1439.

[125] Chen KK,Chen AL. Analysis of total alkaloids inDendrobium nobile lindl. Journal of Biological Chemistry,1935,111:653.

[126] 丁亚平,杨道麟,吴庆生,等. 安徽霍山三种石斛总生物碱的测定及其分布规律研究。安徽农业大学学报,1994,21:503.

[127] Talapatra SK,Bhaumik A,Talapatra B. On the chemistry of Indian orchidaceae plants . 6. denfigenin,A diosgenin derivative from Dendrobium-fimbriatum. Phytochemistry,1992,31:2431.

[128] Talapatra SK,Chakrabarti S,Polley M,Paul P,Porel A,Mandal K, Bhanmk A, Shambu DE, Mishra Krishnendu. Chemical constituents of medicinal plants: Part III. Indian J Chem Sect B. ,1992,31:133.

[129] 王宪楷,赵同方. 石斛属植物的化学成分与中药石斛. 药学通报,1986,21:666.

[130] Majumder PL,Chakraborti J. Chemical-constituents of the orchid Dendrobium-farmer-further evidence for the revised structure of dengibsin. Journal Of The Indian Chemical Society,1989,66 :834.

[131] Talapatra Sk,Bose S,Mallik AK,Talapatra B. On the chemistry of Indian orchidaceae plants . 3. dendroflorin,a new fluorenone derivative from Dendrobium densiflorum Wall. Journal Of The Indian Chemical Society,1984,61:1010.

[132] Behr D. Studies on Orchidaceae glycosides part 6. Three steroid glycosides of the stigmastrare type fromDendrobium ochreatum. Phytochemistry,1976,15:1403.

[133] Talapatra SK,Bose S,Mallik Ak,Talapatra B. On the chemistry of Indian orchidaceae plants . 2. dengibsin and dengibsinin,the 1st natural fluorenone derivatives from Dendrobium-gibsonii

lindl. Tetrahedron,1985,41:2765.

[134] Ma GX,Wang ZT,Xu LS,Xu GL. A new fluorenone derivative from-Dendrobium chrysotoxum. Journal of Chinese Pharmaceutical Sciences,1998,7:59.

[135] 吴庆生,杨道麟,于力文,等.中药霍山石斛的微量元素分析和TE图谱鉴定.微量元素与健康研究,1995,12:31.

[136] 吴庆生,丁亚平,杨道麟,等.安徽霍山三种石斛中游离氨基酸分析.安徽农业科学,1995,23:268.

[137] Zhang GN,Zhong LY,Bligh SWA,Guo YL. Bi-bicyclic and bi-tricyclic compounds fromDendrobium thyrsiflorum. Phytochemistry,2006,66:1113.

[138] Honda C,Yamaki M. Phenanthrenes fromDendrobium plicatile. Phytochemistry,2000,53:987.

[139] Fan C,Wang W,Wang Y,Qin G,Zhao W. Chemical constituents fromDendrobium densiflorum. Phytochemistry,2001,57:1255.

[140] Yang L,Qin LH,Bligh SWA,Bashall A,Zhang CF,Zhang M,Wang ZT,Xu LS. A new phenanthrene with a spirolactone fromDendrobium chrysanthum and its anti-inflammatory activities. Bioorganic and Medicinal Chemistry,2006,14:3496.

[141] Zhang X,Gao H,Wang NL,Yao XS. Three new bibenzyl derivatives from Dendrobium nobile. Journal of Asian Natural Product,2006,8:113.

[142] Ye Q,Qin G,Zhao W. Immunomodulatory sesquiterpene glycosides fromDendrobium nobile. Phytochemistry,2002,61:885.

[143] 赵武,张玉琴,李杰.植物多糖的提取物导致有丝分裂反应的分析.中华微生物学和免疫学杂志,1992,11:381.

[144] Zhao CS,Liu QF,Halaweish F,Shao BP,Ye YQ,Zhao WM. Copacamphane,picrotoxane,and alloaromadendrane sesquiterpene glycosides and phenolic glycosides fromDendrobium moniliforme. Journal Of Natural Products,2003,66:1140.

[145] Ye QH,Qin GW,Zhao WM. Immunomodulatory sesquiterpene glycosides fromDendrobium nobile. Phytochemistry, 2002, 61:885.

[146] Zhao WM,Ye QH,Tan XJ,Jiang HL,Li XY,Chen KX,Kinghom AD. Three new sesquiterpene glycosides fromDendrobium nobile with immunomodulatory activity. Journal Of Natural Products, 2001,64:1196.

[147] 罗慧玲,蔡体育,陈巧伦,等. 石斛多糖增强脐带血和肿瘤病人外周血 LAK 细胞体外杀伤作用的研究. 癌症,2000,19:1124.

[148] 杨涛,梁康,张昌颖. 四种中草药对大鼠半乳糖性白内障防治效用的研究. 北京医科大学学报,1991,23:97.

[149] 杨涛,梁康,侯纬敏,等. 四种中草药对大鼠半乳糖性白内障相关酶活性的影响. 生物化学杂志,1991,7:731.

[150] 张洁,李祥,鲁润龙,刘兢. 铜皮石斛水提液诱导 HL－60 细胞凋亡的研究. 癌症,2001,20:956.

[151] 马国祥,徐国钧,徐珞珊,等. 鼓槌石斛及其化学成分的抗肿瘤活性作用. 中国药科大学学报,1994,25:188.

[152] Lin TH,Chang SJ,Chen CC,Wang JP,Tsao LT. Two phenan-thraquinones fromDendrobium monilifrome. Journal Of Natural Products,2001,64 :1084.

[153] Fan CQ,Wang W,Wang YP,Qin GW,Zhao WM. Chemical con-stituents fromDendrobium densiflorum. Phytochemistry,2001, 57:1255.

[154] Chen CC,Wu LG,Ko FN,Teng CM. Antiplatelet aggregation principles ofDendrobium-loddiges. Journal Of Natural Products, 1994,57:1271.

[155] 李满飞,徐国钧,吴厚铭,等. 金钗石斛精油化学成分研究. 有机化学,1991,11:219.

[156] 徐国钧,杭秉茜,李满飞.11 种石斛对滕鼠离体肠管和小鼠胃肠道蠕动的影响. 中草药,1988,19:21.

[157] 陈少夫,李宇权,吴亚丽,等. 石斛对胃酸分泌及血清胃泌素、血浆生长抑制素浓度的影响. 中国中药杂志,1995,20:181.

[158] 杨其光,王立安,王立志. 霍山石斛未成熟种胚离体培养研究. 中国中药杂志,1989,14:19.

[159] 张治国,刘骅,王黎. 铁皮石斛原球茎增殖的培养条件研究. 中草药,1992,23:431.

[160] 黄民权,蔡体育,刘庆伦. 铁皮石斛多糖对小白鼠细胞数和淋巴细胞移动抑制因子的影响. 天然产物研究与开发,1996,8:39.

[161] 张光浓,毕志明,王峥涛,等. 石斛属植物化学成分研究进展. 中草药,2003,34:附5.

[162] 郁美娟,孟庆华,黄德音,等. 石斛属植物有效成分及药理作用研究. 中草药,2003,25:918.

[163] Morita H,Fujiwara M,Yoshida N. New pocrotoxinin-type and dendrobine-type sesquiterpenoids fromDendrobium Snowflake 'red star'. Tetrahedron,2000,56:5801.

第2章　霍山石斛类原球茎组织培养系的建立*

　　植物组织培养工程(plant tissue culture engineering)是现代保护种质资源并实现资源再生的一种有效途径[1]，可直接利用植物细胞或器官进行离体培养，直接生产目的代谢产物或再生植株。石斛属兰科多年生草本植物，大量研究报道兰科植物离体培养除直接再生外[2-8]，通过诱导类原球茎再生是另一种主要方式[10]。类原球茎实质上是正在生长分化的体细胞胚胎[11-13]，可由植株的不同部位诱导获得，增殖速度快，且具有植株同样的代谢潜能[14-18]。迄今关于霍山石斛类原球茎国内外均无报道。本章目的是建立霍山石斛类原球茎及其培养体系，为大量培养霍山石斛类原球茎生产药用活性成分奠定基础。

1. 实验材料

1.1　主要试剂

1-naphthaleneacetic (NAA)BR	华通(常州)生化有限公司
N^6-benzyladenine (BA)BR	华通(常州)生化有限公司
Kinetin (KIN)BR	华通(常州)生化有限公司

---

　*　本章部分内容发表于 Planta Medica,2008,74(1)；中国中药杂志,2003,28(7).

Abscisic acid（ABA）BR	华通（常州）生化有限公司
次氯酸钠 AR	国药集团化学试剂有限公司
苯酚 AR	国药集团化学试剂有限公司
硫酸 AR	国药集团化学试剂有限公司
氯仿 AR	广东汕头西陇化工厂
正丁醇 AR	广东汕头西陇化工厂
Premix TaqBR	宝生物工程（大连）有限公司
RNase ABR	北京赛百盛基因技术有限公司
十六烷基三甲基溴化铵 AR	天津市博迪化工有限公司
三羟甲基氨基甲烷乙酸盐 AR	常州兴慧化工有限公司
随机引物 BR	美国 Operon 公司
矿物油 AR	北京索莱宝科技有限公司
琼脂糖 AR	华美生物工程公司

1.2 主要仪器

恒温光照培养箱	广东医疗器械厂
恒温摇床	中国科学院武汉科学仪器厂
紫外可见分光光度计	北京瑞利分析仪器公司
生化培养箱	上海博讯实业有限公司
旋转蒸发仪	上海亚荣生化仪器厂
真空泵	巩义市英予华仪器厂
无菌操作台	苏州净化设备有限公司
PCR 仪（PE2400）	美国 PE 公司
三恒电泳仪	北京六一仪器厂
紫外透射反射仪	上海精科实业有限公司
高效液相色谱	Waters 公司
Sugar-Pak I column	Waters 公司

2. 实验方法

2.1　霍山石斛无菌苗的诱导

霍山石斛成熟果实采自安徽省霍山县大别山区,用 1‰次氯酸钠进行表面消毒 60min,经无菌双重蒸馏水多次冲洗后,切开果实,将种子撒在无激素 $MS^{[19]}$ 固体培养基上,约 100 粒/瓶,培养 7 个月后,种子萌发并形成 $4\sim6$ cm 长的无菌苗,种子萌发率达到 20%左右。

培养条件:种子于 $25\pm2℃$、80%空气湿度、光照 16 h/d(day/night)条件下萌发。

2.2　霍山石斛类原球茎的诱导

取霍山石斛无菌苗茎段 $(1\sim1.5$ cm)接种于固体 MS 基本培养基附加浓度为 $0\sim10$ μmol L^{-1} 的 NAA、$2,4-D$、KIN 和 $6-BA$ 等不同激素组合的培养基中,30 d 后统计类原球茎的诱导率,诱导出的类原球茎继续培养 30 d 后从外植体上分离下来,在相应的培养基上继代培养 2 个月(1 个月/代),供实验用。培养条件同 2.1。

2.3　类原球茎的增殖

将诱导并经驯化两个月后的类原球茎转入不同增殖固体培养基(接种量为 40g L^{-1}),培养 30 d 后统计增殖情况,以每升培养基类原球茎的鲜重增加(Increase in fresh weight,g FW L^{-1})表示。培养基设计见表 $2-1$。增殖培养条件同 2.1。

2.4　霍山石斛类原球茎长期继代培养的品质稳定性考察

2.4.1　类原球茎生长和多糖合成的稳定性

继代培养的霍山石斛类原球茎,从 0 代开始每隔 2 代考察一次,即取 S_0,S_2,S_4,S_6,S_8,S_{10},S_{12},S_{14},S_{16},S_{18} 及 S_{20} 类原球茎,分别接种于盛 20mL

表2-1 霍山石斛类原球茎增殖培养基类型

Serial number	Medium type (μmol L^{-1})	Serial number	Medium type (μmol L^{-1})	Serial number	Medium type (mg/L)
M1	MS	M13	1/2MS	M25	1/4MS
M2	MS+NAA(2.7~53.7)+KIN (0~46.5)	M14	1/2MS+NAA(2.7~53.7)+KIN (0~46.5)	M26	1/4MS+NAA(2.7~53.7)+KIN (0~46.5)
M3	MS+NAA(2.7~53.7)+BA (0~46.5)	M15	1/2MS+NAA(2.7~53.7)+BA (0~46.5)	M27	1/4MS+NAA(2.7~53.7)+BA (0~46.5)
M4	MS+ABA (0.004)	M16	1/2MS+ABA (0.004)	M28	1/4MS+ABA (0.004)
M5	B5	M17	1/2B5	M29	1/4B5
M6	B5+NAA(2.7~53.7)+KIN (0~46.5)	M18	1/2B5+NAA(2.7~53.7)+KIN (0~46.5)	M30	1/4B5+NAA(2.7~53.7)+KIN (0~46.5)
M7	B5+NAA(2.7~53.7)+BA (0~46.5)	M19	1/2B5+NAA(2.7~53.7)+BA (0~46.5)	M31	1/4B5+NAA(2.7~53.7)+BA (0~46.5)
M8	B5+ABA (0.004)	M20	1/2B5+ABA (0.004)	M32	1/4B5+ABA (0.004)
M9	N6	M21	1/2N6	M33	1/4N6
M10	N6+NAA(2.7~53.7)+KIN (0~46.5)	M22	1/2N6+NAA(2.7~53.7)+KIN (0~46.5)	M34	1/4N6+NAA(2.7~53.7)+KIN (0~46.5)
M11	N6+NAA(2.7~53.7)+BA (0~46.5)	M23	1/2N6+NAA(2.7~53.7)+BA (0~46.5)	M35	1/4N6+NAA(2.7~53.7)+BA (0~46.5)
M12	N6+ABA (0.004)	M24	1/2N6+ABA (0.004)	M36	1/4N6+ABA (0.004)

固体 1/2MS 培养基的 100mL 三角瓶中(接种量为 40g L^{-1}),于 25 ±2℃、80％空气湿度光照下培养 30 d 后收获,比较生长和多糖合成稳定性。所有实验设三次重复,每次 10 个平行。生长以每升培养基类原球茎的鲜重增加表示(Increase in fresh weight,g FW L^{-1})。每次实验取一定量的干燥的霍山石斛类原球茎粉末,于索式提取器分别用丙酮和甲醇分别提取 24 h 和 48h,去除色素等杂质。残留粉末于 40℃干燥后用双重蒸馏水在 50℃～60℃的水浴上提取 4 次,收集水提液,并减压浓缩至 60mL 后,加入 4 倍量 95％乙醇,过夜沉淀多糖,经离心(15min,12000 g)收集沉淀。沉淀用 60mL 双重蒸馏水溶解,重复以上步骤直至乙醇溶液接近无色为止。最终收集的沉淀用 60mL 双重蒸馏水溶解,并用 Sevag 法脱蛋白数次,离心收集上清液,得霍山石斛粗多糖(HPS)。多糖含量采用苯酚－硫酸比色法测定[22]。

2.4.2　类原球茎总多糖单糖组成的稳定性

S_0,S_2,S_4,S_6,S_8,S_{10},S_{12},S_{14},S_{16},S_{18} 及 S_{20} 代霍山石斛类原球茎总多糖按 2.4.1 方法提取后,用 2.0mol L^{-1} 的三氟乙酸于 120℃下全水解 2.0 h,真空干燥,加甲醇洗涤,去除残留的三氟乙酸,最后用 1.0mL 双重蒸馏水溶解,上 HPLC 分析各多糖样品的单糖组成情况。HPLC 采用 Waters Sugar－Pak I 柱,柱温 90℃,流动相为 0.001mol L^{-1} 的 EDTA 钙,流速为 0.5mLmin^{-1}。

2.4.3　类原球茎的遗传稳定性

取 S_0,S_2,S_4,S_6,S_8,S_{10},S_{12},S_{14},S_{16},S_{18} 及 S_{20} 类原球茎接种于附加 8％马铃薯提取液的 MS 固体培养基上诱导苗再生,培养 60 d 后统计苗再生率。上述分化苗转入附加 10％香蕉提取液的固体 MS 培养基上进行根再生考察,培养 50 d 后统计根再生率。培养条件同 2.1。

在上述类原球茎植株再生的基础上,通过植株基因组 DNA 遗传稳定性来反映类原球茎的遗传稳定性。再生植株基因组 DNA 的提取采用 CTAB 法[23]:取 1.0 棵新鲜的 S_0,S_2,S_4,S_6,S_8,S_{10},S_{12},S_{14},S_{16},S_{18} 及 S_{20} 霍山石斛再生植株,液氮粉碎后用 10mL CTAB 提取缓冲液(2％的 CTAB、1.4mol L^{-1} 的 NaCl,20mmol L^{-1} 的 EDTA、100mmol L^{-1} 的 Tris－HCl pH 8.0 和 2％ 巯基乙醇)在 65℃水浴中提取 1.0 h,待冷却至室温后,加入等体积的氯仿:异戊醇(24:1),颠倒混匀、离心去沉淀,将上清转入另一离心管并加入

2/3 体积的异丙醇,混匀室温放置 20min,离心取沉淀,并用 2mL 75％乙醇洗涤 2 次脱盐。挥去乙醇,将沉淀溶于 600μL TE 缓冲液,转至 1.5mL EP 管,加入 RNase A(终浓度为 50 μgmL^{-1})于 37℃保温 30min,之后用等体积氯仿:异戊醇(24:1)抽提 3 次,离心取上清。上清加入 1/10 体积 4mol L^{-1} 的 NaCl 溶液(终浓度为 0.1～0.4mol L^{-1})后,加入 2 倍体积无水乙醇,放置 20min 后离心沉淀 DNA。所得沉淀再用 75％乙醇(－20℃)洗涤 2－3 次,风干后溶于 50μL TE 缓冲液,于 4℃保存备用。实验重复 10 次共 10 个样本供 RAPD 分析。

引物筛选及 RAPD 分析:①表 2－2 为 60 种随机引物(Operon 公司, OPB、I 和 J 组引物各 20 种)用于 PCR 反应筛选,选取谱带多且清晰的引物用于所有样品的扩增。所用 PCR 反应体系为 50μL,其中 Premix Taq 25μL,随机引物(5 pmol L^{-1})1.0μL,模板 DNA(10mg L^{-1})2.0μL 以及双重蒸馏水 2.0μL,并用 30μL 的轻矿物油覆盖表面。②PCR 反应在 PE2400 型 DNA Thermal Cycle 仪上进行,扩增条件为 94℃预变性 10min,94℃变性 1.0min,36℃退火 1.0min,72℃延伸 2.0min,45 个循环结束后,72℃延伸 10min。③扩增产物用 1.2％琼脂糖凝胶(含 0.5mg L^{-1}的 EB),用 4～5V cm^{-1}电场强度,在 1×TBE 缓冲液中电泳 4～5 h,在紫外透射仪上观察并照相。

2.5 数据统计

所有实验至少设三次重复,实验数据以平均值附标准偏差表示。统计分析用 t－检验。多糖含量以单位鲜重类原球茎中积累的多糖量表示。

3. 实验结果

3.1 霍山石斛类原球茎的诱导

植物的各种外植体都具有诱导出愈伤组织的潜力,但是由于各种外植体细胞分化状况不同,培养条件尤其是植物生长调节物质(PGR)的使用至关

表2-2 随机引物序列

Primer	Sequence	C+G content%	Primer	Sequence	C+G content %	Primer	Sequence	C+G content
OPB-01	GTTTCGCTCC	60	OPI-01	ACCTGGACAC	60	OPJ-01	CCCGGCATAA	60
OPB-02	TGATCCCTGG	60	OPI-02	GGAGGAGAGG	70	OPJ-02	CCCGTTGGGA	70
OPB-03	CATCCCCCTG	70	OPI-03	CAGAAGCCCA	60	OPJ-03	TCTCCGCTTG	60
OPB-04	GGACTGGAGT	60	OPI-04	CCGCCTAGTC	70	OPJ-04	CCGAACACGG	70
OPB-05	TGCGGCCTTC	70	OPI-05	TCTCCGCCCT	70	OPJ-05	CTCCATGGGG	70
OPB-06	TGCTCTGCCC	70	OPI-06	AAGGCGGCAG	70	OPJ-06	TCGTTCCGCA	60
OPB-07	GGTGACGCAG	70	OPI-07	CAGCGACAAG	60	OPJ-07	CCTCTCGACA	60
OPB-08	GTCCACACGG	70	OPI-08	TTTGCCCGGT	60	OPJ-08	CATACCGTGG	60
OPB-09	TGGGGGACTC	70	OPI-09	TGGAGAGCAG	60	OPJ-09	TGAGCCTCAC	60
OPB-10	CTGCTGGGAC	60	OPI-10	ACAACGCGAG	60	OPJ-10	AAGCCCGAGG	70
OPB-11	GTAGACCCGT	60	OPI-11	ACATGCCGTG	60	OPJ-11	ACTCCTCGCA	60
OPB-12	CCTTGACGCA	60	OPI-12	AGAGGGCACA	60	OPJ-12	GTCCCGTGGT	70
OPB-13	TTCCCCCGCT	70	OPI-13	CTGGGGCTGA	70	OPJ-13	CCACACTACC	60
OPB-14	TCCGCTCTGG	70	OPI-14	TGACGGCGGT	70	OPJ-14	CACCCGGATG	70
OPB-15	GGAGGGTGTT	60	OPI-15	TCATCCGAGG	60	OPJ-15	TGTAGCAGGG	60
OPB-16	TTTGCCCGCA	60	OPI-16	TCTCCGCCCT	70	OPJ-16	CTGCTTAGGG	60
OPB-17	AGGGAACGAG	60	OPI-17	GGTGGTGATG	60	OPJ-17	ACGCCAGTTC	60
OPB-18	CCACAGCAGT	60	OPI-18	TGCCCAGCCT	70	OPJ-18	TGGTGCAGGA	60
OPB-19	ACCCCCCAAG	70	OPI-19	AATTCGGGAG	50	OPJ-19	GGACACCACT	60
OPB-20	GGACCCTTAC	60	OPI-20	AAAGTGCGGG	60	OPJ-20	AAGCGGCCTC	70

重要。本实验结果表明不同激素及其浓度组合显著影响试管苗茎段外植体类原球茎的诱导。当茎段外植体接种于附加 2,4－D 或 2,4－D 与其他植物生长调节剂(NAA、BA 或 KIN)组合的 MS 培养基上时,外植体全部死亡,表明 2,4－D 对霍山石斛茎段外植体的存活不利。单一添加 BA 和 BA 与 NAA 或 KIN 组合的 MS 培养基上时,茎段外植体一直保持绿色,但未观察到类原球茎的形成。

在附加 NAA 或 NAA 与 KIN 的组合的 MS 培养基中,诱导培养 20 d 后,可见外植体形态学下端产生黄绿色、颗粒状的类原球茎。显微镜观察类原球茎呈圆球形,表面光滑(图 2-1A),继续培养 2 个月后,从类原球茎的顶端长出嫩叶(图 2-1B)。NAA 与 KIN 的浓度及组合对类原球茎的形成有显著影响,当不附加 KIN 时,在考察的浓度范围内($2.5-10.0~\mu mol~L^{-1}$),类原球茎诱导率随 NAA 浓度的增大而提高。单一使用 KIN 对类原球茎的诱导效应与单一使用 BA 时相似,但是 KIN 与 NAA 的组合对类原球茎的形成效果较好,其中在 $7.5~\mu mol~L^{-1}$ 的 NAA 与 $0.5~\mu mol~L^{-1}$ 的 KIN 组合条件下,类原球茎诱导率达到 79.9%(图 2-2)。

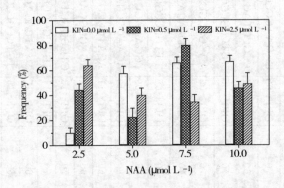

图 2-2 NAA 和 KIN 对霍山石斛茎段外植体形成类原球茎的影响

3.2 霍山石斛类原球茎的增殖

不同培养基对类原球茎增殖效果见表 2-3。在 MS、B5、N6 及各自的 1/2 和 1/4 强度的培养基中,以 1/2MS 中类原球茎增殖最旺盛,苗分化较少。与 1/2MS 比较,其他不同培养基均表现出了不同程度的抑制作用。类原球茎在 N6 培养基上虽然无分化现象,但生长很差,体积瘦小。激素虽然

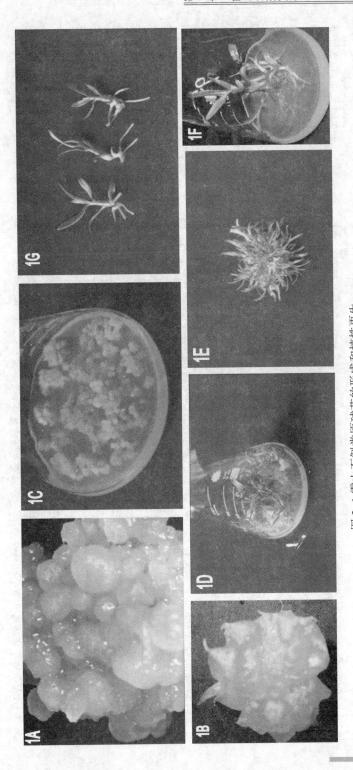

图 2-1 霍山石斛类原球茎的形成和植株再生

1A: 茎段诱导1个月后的类原球茎，×5.0；1B: 类原球茎的发育；1C: 继代培养的类原球茎；1D and 1E: 类原球茎再生苗；1F and 1G: 植株生根.

表 2-3 不同培养基对霍山石斛类原球茎增殖的影响

Serial number	Proliferation of PLBs	Shoot regeneration	Serial number	Proliferation of PLBs	Shoot regeneration	Serial number	Proliferation of PLBs	Shoot regeneration
M1	++++	+	M13	++++	++	M25	+++	+
M2	+	++	M14	++	++	M26	+	++
M3	+	+++	M15	+	+++	M27	++	++
M4	++	+	M16	++	+	M28		+
M5	++	++	M17	++	+++	M29	+	++
M6	+	++	M18	++	++	M30	+	+++
M7	+	++	M19	+	+	M31	++	++
M8	++	+	M20	+++	++	M32		+
M9	++	−	M21	+++	+	M33	+++	++
M10	+	+	M22	++	+	M34	+	+
M11	+	+	M23	+	++	M35	++	++
M12	++	−	M24	++	−	M36	+	−

'+'表示类原球茎增殖与分化的程度；'—'表示无类原球茎分化

对霍山石斛类原球茎的诱导有利,但对其增殖不好。尽管 NAA(2.7～53.7 μmol L^{-1})＋KIN(0～46.5 μmol L^{-1})或 NAA(2.7～53.7 μmol L^{-1})＋BA (0～40.4 μmol L^{-1})的组合不利于类原球茎增殖,但对类原球茎分化成苗有利。ABA 对类原球茎生长和分化成苗均有一定的抑制作用。图 2-3 为添加或不添加激素的不同强度 MS 培养基对霍山石斛类原球茎生长的影响,结果显示添加激素组的增殖效果显著低于未添加激素组,其中以 1/2MS 对类原球茎的增殖效果最好,达到 98.5g L^{-1}。

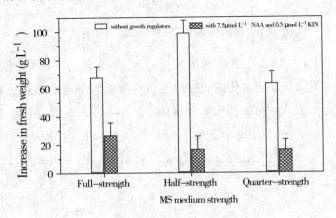

图 2-3　MS 培养基强度对霍山石斛类原球茎增殖的影响

3.3　霍山石斛类原球茎的品质稳定性分析

在植物细胞组织培养过程中,细胞的遗传不稳定性是一个较为普遍的现象,易发生突变而品质退化,为此我们对连续继代培养的 S_0,S_2,S_4,S_6,S_8,S_{10},S_{12},S_{14},S_{16},S_{18} 及 S_{20} 霍山石斛类原球茎进行了细胞生长、多糖含量、植株再生能力及基因组 DNA 遗传稳定性的考察。

研究结果表明,考察的长期继代的类原球茎在继代培养过程中,形态均保持类圆球形、光滑且呈绿色,表现出极强的生命力。培养 30 d 后收获的类原球茎鲜重增加保持在 97.3～103.9g FW/L 范围内,经 SPSS 软件分析差异不显著(P>0.05)。长期继代的类原球茎除生长相当外,多糖合成能力也基本一致,含量为 0.79～0.94mg/g FW(图 2-4),显著性分析差异不显著(P>0.05)。

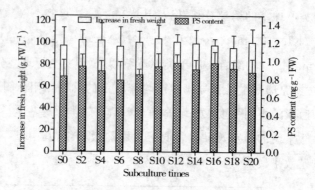

图 2-4 类原球茎生长和多糖合成的稳定性考察

　　长期继代培养的类原球茎多糖经三氟乙酸全水解,分析单糖组成。HPLC 结果提示从长期继代的类原球茎中提取的水溶性总多糖主要是由葡萄糖、甘露糖、半乳糖和半乳糖醛酸组成(图 2-5),且各样品中单糖组成摩尔比变化不大,平均分子摩尔比为 1∶0.54∶0.14∶0.32(表 2-4)。

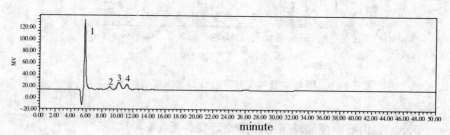

图 2-5 类原球茎总多糖全水解 HPLC 色谱图。1、2、3 和 4 分别代表半

表 2-4　霍山石斛多糖组分稳定性分析

Subcultures	Molar ration			
	Galacturonic acid	Mannose	Galactose	Glucose
S0	0.21	0.53	0.11	1
S2	0.35	0.51	0.15	1
S4	0.34	0.57	0.13	1
S6	0.29	0.48	0.16	1
S8	0.24	0.56	0.12	1
S10	0.36	0.61	0.14	1

（续表）

Subcultures	Molar ration			
	Galacturonic acid	Mannose	Galactose	Glucose
S12	0.45	0.54	0.15	1
S14	0.35	0.59	0.17	1
S16	0.29	0.49	0.16	1
S18	0.37	0.57	0.14	1
S20	0.31	0.53	0.13	1

植株再生能力稳定性也是评价细胞遗传稳定性的一项重要的生理指标,霍山石斛类原球茎在植株再生培养基(附加 8％马铃薯提取液的 MS 固体培养基)上培养 60 d 后,每代类原球茎均能很好地分化成苗(图 2-1E 和 2-1F),苗再生率均达到 100％,平均每克苗约有 37.5～42.3 棵苗,统计分析差异不显著($P>0.05$)。分化苗转入生根培养基培养 50 d 后,生根率均达到 85％以上,统计发现每棵苗平均能再生 2.4～3.3 个根,且平均根长为 6.8 mm(表 2-5,图 1G 和 1H)。

为了简捷、快速得到 RAPD 结果,采用 60 种随机引物(表 2-2),分别扩增同一次提取的霍山石斛类原球茎再生植株 DNA,选择能够扩增出清晰、稳定的条带,用标记数较多的引物用于 RAPD 分析。在所用的 60 种随机引物中,除 OPB-05、OPB-012、OPB-16、OPI-05、OPI-09、OPJ-06、OPI-05、OPJ-11 和 OPJ-16 未扩增明显的 DNA 片段外,其他均有标记,其中以 OPB-04、OPI-04、OPI-06、OPI-07、OPI-012 和 OPI-13 六种引物扩增效果较好,均有 4 条以上清晰可见的分子标记,6 种引物共产生 34 个分子标记(图 2-6)。选取的 6 种随机引物用于类原球茎再生植株基因组总 DNA 的 RAPD 分析。重复 10 次的实验结果均表明,长期继代培养的霍山石斛类原球茎再生植株基因组 DNA 用上述 6 种引物经 PCR 扩增后,均能产生相同的 DNA 片段,图 2-7 为引物 OPI-04、OPI-12 和 OPI-13 对长期继代培养的类原球茎再生植株基因组 DNA 的 RAPD 分析结果。这在一定程度上表明霍山石斛类原球茎在长期继代培养过程中基因组 DNA 未发生变异。

表2-5 霍山石斛类原球茎植株再生稳定性分析

Subculture times of PLBs	Counted after PLBs cultured on MS with 8% extracts of tomato for 60 days			Plantlet regenerated from PLBs — Counted after the regenerated shoots from PLBs cultured on MS with 10% extracts of banana for 50 days			
	Average number of Shoot per gram shoots	Frequency of shooting (%)	Shoot height (cm)	Average number of roots per plantlet	Frequency of rooting (%)	Root length (mm)	Plantlet height (cm)
S0	40.7±3.6	100.0	3.5±0.3	2.8±0.4	89.1±1.6	6.5±0.3	4.5±0.2
S2	38.2±4.3	100.0	3.7±0.6	3.2±0.1	85.2±2.3	6.9±0.6	5.1±0.4
S4	39.7±1.6	100.0	3.3±0.4	2.9±0.2	94.1±3.1	7.0±0.7	4.8±0.1
S6	42.3±3.4	100.0	3.6±0.2	3.4±0.4	87.5±2.1	6.3±0.5	5.3±0.4
S8	41.7±2.6	100.0	3.5±0.6	2.7±0.5	85.3±1.5	6.8±0.7	4.7±0.2
S10	38.8±5.6	100.0	3.1±0.1	3.1±0.2	88.1±2.4	7.2±0.9	4.5±0.6
S12	42.9±3.6	100.0	3.4±0.4	2.6±0.3	91.6±1.6	6.8±0.5	4.9±0.2
S14	40.1±4.3	100.0	3.6±0.4	2.4±0.2	86.4±2.1	6.7±0.4	4.7±0.3
S16	40.5±5.4	100.0	3.8±0.3	2.9±0.3	87.6±1.6	7.0±0.1	5.0±0.5
S18	42.4±3.8	100.0	3.4±0.2	3.3±0.5	92.4±2.6	6.8±0.4	4.6±0.1
S20	37.9±3.7	100.0	3.5±0.1	2.5±0.6	90.1±1.8	6.7±0.3	4.7±0.3

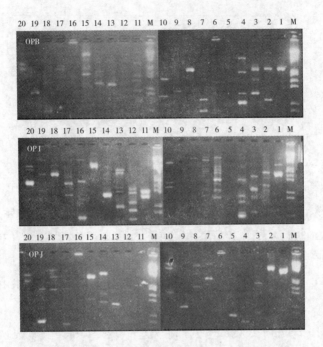

图 2-6　RAPD 分析引物(OPB、OPI、OPJ)筛选图谱

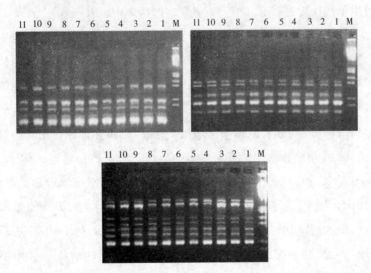

图 2-7　引物 OPI-04,OPI-12 和 OPI-13 的霍山石斛类原球茎再生植株基因组 DNA RAPD 凝胶电泳图谱.'1'到'11'分别代表 S0 到 S20 代类原球茎;M 为 λDNA/EcoRI ＋ HindⅢ marker.

4. 讨论

石斛类原球茎的诱导可选用种子、叶片、茎段、茎尖、根尖等多种外植体[14-18,24]。不同外植体需要不同的诱导培养基,常使用效果较好的是附加NAA或NAA与BA组合的MS、VW、Nitch、N6等培养基[25]。对于霍山石斛,NAA在霍山石斛茎段外植体诱导类原球茎时起着决定性作用,单独使用NAA,在考察的浓度范围内($2.5\sim10.0~\mu mol~L^{-1}$),类原球茎诱导率随NAA浓度的增大而提高,NAA和KIN组合能提高类原球茎的诱导率,可能是KIN的加入起到了细胞生长素与激动素之间的平衡效应,从而促进类原球茎形成,在其他物种中也有类似的报道[26]。NAA和BA的组合仅诱导霍山石斛茎段成苗,与胡玉善等报道的霍山石斛离体培养研究结果相类似[7]。Lam和Lee(1996)[27]研究发现使用2,4-D可较高效率的诱导类原球茎或先诱导出愈伤组织再发育成原球茎,而霍山石斛茎段在含有2,4-D的任何培养基上均死亡,类似现象在铁皮石斛等其他石斛类原球茎诱导中也有报道[28]。

石斛类原球茎易于分化成苗,调控类原球茎的分化与增殖决定于培养基组成,包括基本培养基、植物生长调节剂、天然提取物等[29,30]。与铁皮石斛类原球茎增殖条件相似[31],植物生长调节剂对霍山石斛类原球茎的增殖不利,其中在不添加任何激素的1/2MS培养基中增殖效果较好,虽然ABA可以明显提高铁皮石斛类原球茎的增殖[30],但ABA在抑制霍山石斛类原球茎分化的同时,也显著减少了类原球茎的生长。张治国报道了固体1/2MS,MS,N6,B5,KC和VW6种基本培养基对铁皮石斛类原球茎增殖的影响,结果差异较大,虽然B5培养基极显著优于其他五种培养基,但从类原球茎生长发育看,B5培养基的类原球茎色绿且分化程度较高,而1/2MS培养基上的类原球茎色淡黄、体积大且无分化,较适于类原球茎的增殖[31]。本研究证实,霍山石斛类原球茎在1/2MS培养基上不仅增殖的量大,

而且色泽淡黄,分化很少(表2-3和图2-3),有利于本论文建立霍山石斛类原球茎无激素培养体系,激素残留对人体有一定的危害[38]。

RAPD技术目前已成功应用于遗传多样性与种质资源、物种进化与亲

缘关系、中草药真伪鉴别等多个领域[32-35]。确定霍山石斛类原球茎长期培养的品质稳定稳定性与否,是建立霍山石斛类原球茎快速增殖体系的首要前提条件。本研究首次运用该技术,对霍山石斛类原球茎在长期继代培养过程中的遗传稳定性进行了探讨,研究表明实验获得的类原球茎系在遗传上是稳定的,与刘石泉等报道的采用 RAPD 技术对霍山石斛成熟荚果和铁皮石斛不同生长阶段的遗传稳定性评价相类似[36,37],提示建立霍山类原球茎稳定的快速增殖体系是切实可行的,相关的研究在其他物种中也有类似报道[9]。对长期继代培养霍山石斛类原球茎生长、多糖合成、多糖的单糖组成比例及植株再生能力的稳定性考察也证实了这一结论。

参考文献:

[1] Dicosmo F, Misawa M. Plant cell and tissue culture: alternatives for metabolite production. Biotechnology Advances,1995,13:425.

[2] 徐云鹃,于力文. 霍山石斛种子试管苗的培养. 植物生理学通讯,1984,25:35.

[3] 谭云,叶庆生,刘伟. 霍山石斛(Dendrobium huoshanense)的组织培养. 植物学通报,2005,22:58.

[4] 王亦菲,陆瑞菊,孙月芳,等. 霍山石斛细胞再生物的诱导和培养. 上海农业学报,2004,20:8.

[5] 徐云鹃,于文力,杨道麟,等. 霍山石斛野生苗和试管移栽苗光合特性研究. 安徽农学院学报,1991,18:45.

[6] 吴明纲,康春凤,鲁润龙. 霍山石斛带节间的茎段在 IBA/NAA 诱导下的组织培养. 中国科学技术大学学报,2001,31:624.

[7] 胡如善,孙廷,杨玉珍. 霍山石斛的离体培养研究. 江苏农业科学,2005,4:72.

[8] 李小军,刘石泉,路群,等. 香蕉提取物对霍山石斛原球茎增殖的影响. 上海师范大学学报,2004,33:74.

[9] Luisa CC, Luis G, Cristina O, Jose CG, Sara A. RAPD assessment for identification of clonal identity and genetic stability ofin vitro propagated chestnut hybrids. Plant Cell, Tissue and Organ

Culture,2004,77:23.

[10] 詹忠根,徐程,张铭. 兰科植物原球茎的形态建成. 种子,2002,
5:36.

[11] Colli S. ,Kerbauy GB. Direct root tip conversion ofCatasetum into
protocorm-like bodies: Effects of auxin and cytokinin. Plant Cell
Tissue and Organ Culture,1993,33:39.

[12] Chang C. ,Chang WC. Plant regeneration from callus culture of-
Cybidium ensifolium var. misericors. Plant Cell Reports, 1998,
17:251.

[13] Ishii Y,Takamura T,Goi M. Callus induction and somatic embry-
ogenesis ofPhalaenopsis. Plant Cell Reports,1998,17:446.

[14] Roy J,Banerjee N. Induction of callus and plant regeneration from
shoot-tip explants ofDendrobium fimbriatum Lindl. Var. oculatum
Hk. f. Scientia Horticulturae,2003,97: 333.

[15] Mujib A,Jana BK. Clonal propagation ofDendrobium madame
pompadour through apical meristem culture. Advances in Plant
Sciences,1994,7:340

[16] Yasugi S, Shinto H. Formation of multiple shoots and
regenerated plantlets by culture of pseudobulb segment in nobile
typeDendrobium. Shokubutau Soshike Baiyo,1994,11:153.

[17] Nayak NR,Sahoo S,Rath SP. Establishment of thin cross section
(TCS) culture method for rappid micropropagation ofCymbidium
aloifolium (L.) Sw. and Dendrobium nobile lindl. (Orchidaceae)
. Scientia Horticulturae,2002,94:107.

[18] Martin KP, Madassery J. Rapid in vitro propagation
ofDendrobium hybrids through direct shoot formation from foliar
explants and protocorm-like bodies. Scientia Horticulturae,2006,
108:95.

[19] Murashige T,Skoog F. A revised medium for rapid growth and
bioassays with tobacco tissues cultures. Physiologia Plantarum,

1962,15:473.

[20] Gamborg OL, Miller RA, Ojiama K. Nutrient requirements of suspension cultures of soybean root cells. Experimental Cell Research,1968,50:151.

[21] 朱至清,王敬驹,孙敬三,等. 通过氮源试验建立一种较好的水稻培养基 N6. 中国科学(B 辑),1975,17:484.

[22] Dubios M. Colormetric method for the determination of sugars and related substances. Analytical Chemistry,1956,24:235.

[23] Tel-Zur N, Bbbo S, Myslabodsky D, Mizrahi Y. Modified CTAB procedure for DNA isolation from epiphytic cacti of the genera-Hylocereus and Selenicereus (Cactaceae). Plantmolecular Biology Reporter,1999,17:249.

[24] 杨联河,王倩嵘,石拓,等. 曲茎石斛组织培养研究. 中国中药杂志,1998,23:658.

[25] 张明,夏鸿西,朱利泉. 石斛组织培养研究进展。中国中药杂志,2000,25(6):323.

[26] Kerns HR, Meyer MJR. Tissue culture propagation of acer X freemanii using thidiazuron to stimulate shoot tip proliferation. Hortscience,1986,21 (5):209.

[27] Lam Chan LT, Lee S. Inflorescence culture of some tropical orchid varietiesSingapore. Journal of Primary Industries, 1996,24:35.

[28] 曾宋君,程式君. 石斛的试管苗快速繁殖. 中药材,1996,19(10):490.

[29] Bruce MI, Zwar JA. Cytokinin activity of some substituted urea and thioureas. Proceedings of the Royal Society ofLondon. Series B,Biological Sciences,1966,165:245.

[30] 张铭,朱峰,魏小勇,等. 铁皮石斛种胚萌发和原球茎质量控制. 浙江大学学报,2000,27:92.

[31] 张治国,刘骅,王黎. 铁皮石斛原球茎增殖的培养条件研究. 中草

药,1992,23:431.

[32] Liu SQ, Zhou GY, Li XJ. Advances inmolecular marking of random amplified polymorphic DNA (RAPD) and its applications in the authentication of traditional Chinese drug（TCD）. Lishizhen Medicine and Material Medica Research, 2004, 15:431.

[33] Cheng KT, Su CH, Chang HC, Huang JY. Differentiation of genuines and counterfeits ofCordyceps species using random amplified polymorphic DNA. Planta Medica,1998,64:451.

[34] Zhang Kalin YB, Leung HW, Yeung HW, Wong Ricky NS. Differentiation ofLycium Species using Random Amplified Polymorphic DNA. Planta Medica,2001,67:379.

[35] Zhang YB, Ngan FN, Wang ZT, Ng TB, But PPH, Shaw PC, Wang J. Random primed polymerase chain reaction differentia-tesCodonopsis pilosula from different localities. Planta Medica, 1999,65:157.

[36] 刘石泉,余庆波,李小军,等.霍山石斛种内遗传稳定性的 RAPD 初探.中草药,2005,36:427.

[37] 刘石泉,李小军,余庆波,等.铁皮石斛不同生长阶段遗传稳定性 的 RAPD 分析.上海师范大学学报,2005,34:72

[38] 张建新.食品质量安全技术标准法规应用指南.北京:科学技术 出版社.PP 296.

第3章　霍山石斛多糖增强机体免疫功能的研究[①]

霍山石斛作为常用中草药,具有除痹下气,补五脏虚劳羸瘦,强阴滋精之功效。采用植物组织培养工程技术,由类原球茎液体发酵培养实现其药用资源的再生与持续开发,活性组分的合成是关键。药用石斛含多糖、生物碱、菲类和连苄类等多种活性组分,其中多糖被证明具有调节机体免疫功能的作用,是一类良好的免疫调节剂[1-4]。当前有关霍山石斛多糖的研究国内外均无报道。本章目的是研究霍山石斛多糖免疫功能活性及其调节机制,并比较野生品多糖与类原球茎多糖的异同,从而为实现霍山石斛类原球茎悬浮培养的可能性提供前提条件,并为为类原球茎培养过程提供质量监控的活性评价标准。

1. 实验材料

1.1　霍山石斛

霍山石斛采自安徽省霍山县太平畈乡,经鉴定为兰科石斛属植物。霍山石斛类原球茎按第2章所述方法诱导获得。

1.2　实验动物

昆明小白鼠(20±2g),雌雄兼用,购自安徽医科大学实验动物中心,合

---

① ＊本章主要内容已被录用并将发表于 Pharmaceutical Biology,2007,45(1).

格证号:皖医实动准 9901。

1.3 主要试剂

RPMI 1640	Sigma 公司
IFN-γ 测定试剂盒	晶美生物技术公司
TNF-α 测定试剂盒	晶美生物技术公司
TRIzol 试剂盒	GIBCOBRL 公司
逆转录酶	GIBCOBRL 公司
Taq DNA polymerase	TaKaRa 公司
DEPC	Sigma 公司
3′及 5′引物	上海生物工程公司
ConA	Sigma 公司
LPS	Sigma 公司
HEPES	PROMAGE 公司
DEAE-Cellulose	Sigma 公司
其他药品国产分析级	

1.4 主要仪器

酶标仪	BIO-RAD 公司
PCR 仪(PE2400)	PE 公司
CO_2 培养箱	SANYO 公司
紫外分光光度计(UV1600)	北京瑞利分析仪器公司
倒置显微镜	NIKON 公司
无菌过滤器(1.0 L)	卫星医疗设备有限公司
无菌操作台	苏州净化设备有限公司
三恒电泳仪	北京六一仪器厂
紫外投射反射仪	上海精科实业有限公司
照相机	NIKON 公司
超低温冰箱	美菱冰箱厂(合肥)

2. 实验方法

2.1　HPS 的提取及含量测定

HPS 提取参照第 2 章实验方法 2.4.1。多糖含量采用苯酚－硫酸比色法测定[5]。蛋白质含量分析采用考马斯亮蓝法[6]。

2.2　HPS 的 DEAE－Cellulose 分级分离

取水提粗多糖(HPS)，加适量双重蒸馏水溶解，0.22 μm 膜过滤，滤液用 DEAE－Cellulose 柱(1.6 cm×60 cm)进行初步分离。如图 3－1 所示，首先以双重蒸馏水作洗脱液，然后依次用 0.1、0.2、0.3 和 0.6 M 的 NaCl 溶液进行梯度洗脱，流速为 $5mLmin^{-1}$，自动部分收集器分部收集，样品溶液用苯酚硫酸比色法测得总糖含量，以试管数目为横坐标，以吸光度为纵坐标作 DEAE－cellulose 色谱柱洗脱曲线图，得到 5 个洗脱峰位，分别浓缩各主峰洗脱液至适当体积，再联合运用 Sephadex G－25 柱脱盐和半透膜透析脱盐，冷冻干燥，所得产物分别命名为 HPS－1、HPS－2、HPS－3、HPS－4 和 HPS－5。

2.3　RPMI－1640 培养液配制方法

RPMI－1640 培养粉用 ddH_2O 配成 1.0 L 溶液，内含 $25mmol \cdot L^{-1}$ HEPES，$1mmol \cdot L^{-1}$ 丙酮酸钠，$2mmol \cdot L^{-1}$ 谷氨酰胺，$50 \mu mol \cdot L^{-1}\beta$－疏基乙醇，$100 UmL^{-1}$ 青霉素，$68 \mu mol \cdot L^{-1}$ 链霉素，10%小牛血清，pH 用碳酸氢钠调至 7.2。

2.4　HBSS 液的配制

HBSS 液含 $CaCl_2$（$1.3mmol \cdot L^{-1}$）、KCl（$5.4mmol \cdot L^{-1}$）、KH_2PO_4（$5.4mmol \cdot L^{-1}$）、$MgCl_2 \cdot 6H_2O$（$0.5mmol \cdot L^{-1}$）、$MgSO_4 \cdot 7H_2O$

（0.4mmol · L^{-1}）、NaCl（0.14mol · L^{-1}）、NaHCO$_3$（4.2mmol · L^{-1}）、Na$_2$HPO$_4$ · 7H$_2$O（0.34mmol · L^{-1}）、D-葡萄糖（5.6mmol · L^{-1}）。以上所有药品均逐个溶解。

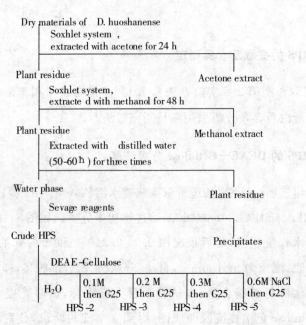

图 3-1　霍山石斛多糖的 DEAE-Cellulose 分级分离

2.5　脾细胞悬液的制备

将小鼠放血致死，70%酒精中浸泡消毒。无菌取小鼠脾脏，剔除脂肪结缔组织。放入盛有冷的 5～10mL HBSS 液平皿中的尼龙布（200 目）中，用结核菌素注射器针芯捻碎脾组织，使单个细胞滤过进入溶液。将上述溶液置离心管中，4℃离心（400 g×5min），弃上清。细胞沉淀用 1.0%的 NH$_4$Cl 溶液（1 g NH$_4$Cl 溶于 100mL，1mmol/L 的 Tis-HCl 中）2mL 重悬，裂解红细胞。4℃离心（300 g×5min），沉淀再用冷 HBSS 液洗涤细胞 2～4 次，最后加入预冷的含 10%小牛血清的 RPMI-1640 培养液重悬，得单个脾细胞悬液（1×10^{7}个 mL^{-1}）。台盼兰染色计数及测定存活率。

2.6　腹腔巨噬细胞悬液的制备

将小鼠放血致死，70%酒精中浸泡消毒。将小鼠置于手术台上，固定四肢,切开腹部皮肤暴露腹膜壁。酒精消毒腹膜壁后,用注射器注入 10mL 冷的无菌 HBSS 液,轻揉两侧腹膜壁。用针头轻挑腹膜壁并倾向一侧,将腹腔中液体收集于针管内。小心拔出针头,把液体注入离心管中,4℃离心(250 g×10min),去上清,用含 10％小牛血清的 RPMI－1640 培养液重悬细胞,得单个腹腔巨噬细胞悬液。台盼兰染色计数及测定存活率。

2.7　HPS 联合 Con A 诱导小鼠脾细胞产生 IFN－γ

新制备的小鼠脾细胞于 96 孔培养板上培养,每孔加入 100 μL 细胞悬液(细胞终浓度为 $5×10^6$ 个 mL^{-1}),50μL 的 Con A(终浓度为 5.0 μgmL^{-1}),50μL 不同浓度的药物(HPS 或 HPS 不同组分),终容积为 200μL,各设 3 个复孔,置 37℃、5％CO_2 培养箱培养。培养一定时间后于 4℃离心(300 g×10min)收集上清,按 IFN－γ测定试剂盒标准操作程序于酶标仪上测定 IFN－γ含量。对照组仅把 50μL 不同浓度的药物替换为 50μL 的 RPMI－1640 培养液。

2.8　HPS 联合 LPS 诱导小鼠腹腔巨噬细胞产生 TNF－α

新制备的小鼠腹腔巨噬细胞于 96 孔培养板上培养,每孔加入 100μL 细胞悬液(终浓度为 $1×10^6$ 个 mL^{-1}),50μL 的 LPS(终浓度为 10 μgmL^{-1}),50μL 不同浓度的药物(HPS 或 HPS 不同组分),终容积为 200μL,各设 3 个复孔,置 37℃、5％CO_2 培养箱培养。培养一定时间后于 4℃离心(250 g×10min)收集上清,按 TNF－α测定试剂盒标准操作程序于酶标仪上测定 TNF－α含量。对照组仅把 50μL 不同浓度的药物替换为 50μL 的 RPMI－1640 培养液。

2.9　总 RNA 的提取

小鼠脾细胞按 2.6 方法培养,药物组的 HPS 浓度为 800 μgmL^{-1},分别培养 6、12、24、48 和 72 h 后,离心收集细胞,并用 PBS(0.1mol L^{-1}、pH 7.2)洗涤 3 次。

小鼠腹腔巨噬细胞按 2.7 方法培养,药物组的 HPS 浓度为 200 μgmL^{-1},分别培养 6、12、24、48 和 72 h 后,离心收集细胞,并用 PBS(0.1mol L^{-1}、pH 7.2)洗涤 3 次。

在收集的小鼠脾细胞和腹腔巨噬细胞分别加入 TRIZOL 试剂裂解细胞,然后加入氯仿振摇萃取,静置分层,经离心后在分出的水相中加入异丙醇沉淀 RNA,离心,75％乙醇洗涤沉淀,挥干乙醇,将 RNA 溶于适量 DEPC 处理过的纯水,紫外可见分光光度计对 RNA 样品进行定量和纯度检验,一80℃保存备用。

2.10　RT－PCR

反应体系总体积为 50μL,内含 AMV RTase 0.1UμL^{-1},5 mM 的 MgCl$_2$、dNTP analog,0.8 UμL^{-1}的 RNAase Inhibitor,0.1 UμL^{-1}的 Taq 酶,10 μmol/L 的 3'及 5'引物,100 ng RNA 样品。反应在 PE2400 型 DNA Thermal Cycle 仪上进行。逆转录反应条件:50℃,30min;然后 85℃,7min 灭活逆转录酶。PCR 反应循环参数设置为:变性温度 85℃,1min;退火温度 55℃,1min;延伸温度 72℃,2min。共 35 个循环。72℃保温 7min;4℃保存。PCR 引物按文献方法设计[7,8],序列见表 3-1。

PCR 产物的检测:取 RT－PCR 产物 10μL,加样于 1.5％的琼脂糖凝胶,λDNA/EcoRI ＋ Hind III Marker 为标记,0.5×TBE 为电泳缓冲液,5 V/cm 恒压电流 2 h 检测 RT－PCR 产物。以 β－actin 为内标同时扩增及电泳。电泳结束,将胶片放置于紫外投射反射仪上观察并照相。

2.11　统计分析

所有实验数据经 SPASS 软件统计比较分析。

表 3-1　RT－PCR 引物序列

Cytokines		Sequence (5' to 3')	Size (bp)
IFN－γ	upper primer	AAAGAGATAATCTGGCTCTGC	220
	lower primer	GCTCTGAGACAATGAACGCT	
TNF－α	upper primer	ACCCTCACACTCAGATCATCTTCT	422
	lower primer	CAGATTGACCTCAGCGCTGAGTTG	
β－actin	upper primer	AGGGAAATCGTGGGTGACATCAAA	478
	lower primer	ACTCATCGTACTCCTGCTTGCTGA	

3. 实验结果

3.1　霍山石斛 HPS 的提取和蛋白脱除

　　10 g 干霍山石斛茎粉末按材料方法所述的工艺得到多糖水溶液。多糖水溶液利用 Sevag 试剂（氯仿∶正丁醇＝4∶1）脱蛋白，多糖水溶液与 Sevage 试剂充分振荡混匀，离心取上清液，如此反复进行 15 次后，经考马斯亮蓝法检测溶液中几乎无蛋白存在（图 3-2），再浓缩、冷冻干燥得霍山石斛粗多糖粉末。

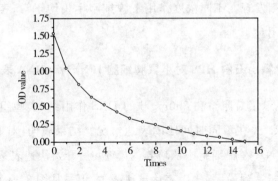

图 3-2　不同次数 Sevage 法脱蛋白纯化效果

3.2　野生霍山石斛 HPS 对小鼠脾细胞产生 IFN－γ 的影响

　　实验结果表明，不同浓度的野生霍山石斛 HPS 与小鼠脾细胞共同培养上清中，24 h 内 IFN－γ 的含量随培养时间的延长而增加，之后逐渐减少。在 6－12 h 内，浓度超过 400mg/L 的多糖作用于脾细胞，IFN－γ 释放量的变化最明显（$P<0.05$），分别是各自 24 h 时的 80％和 83％；而当多糖浓度小于 400mg/L 时，多糖作用于细胞产生 IFN－γ 的最佳时间是 12～24 h。图 3-3还显示在考察的浓度范围内，霍山石斛多糖作用于脾细胞产生 IFN－γ 与多糖浓度还呈量效关系，多糖浓度达到 800mg/L 时，培养上清中 IFN

—γ的释放量在多糖作用。

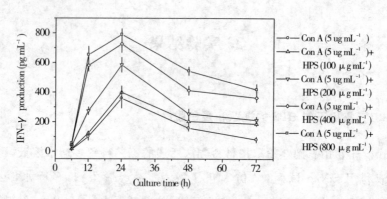

图 3-3　霍山石斛粗多糖在 ConA 存在下对小鼠脾细胞产生 IFN—γ 的影响

脾细胞 24 h 后达到最大值(790.6 pg/mL),是此时对照组的 2.5 倍。台盼兰实验检测发现在不同浓度作用下脾细胞生长均正常,表明 HPS 对细胞无细胞毒作用。

3.3　野生霍山石斛 HPS 对小鼠脾细胞 IFN—γ mRNA 表达的影响

图 3-4 显示了对照组和 800mg/l 的 HPS 作用组(实验组)的小鼠脾细胞 IFN—γ mRNA 在不同时间段的表达情况。结果表明,对照组和试验组的 IFN—γ mRNA 在脾细胞中从培养的第 6 h 后开始快速表达,到培养的第 24 h 表达量同时达到最大,之后表达迅速减少,但是从图 3-4 可清楚地看出 IFN—γ mRNA 的表达量在不同时间段均比对照组高。

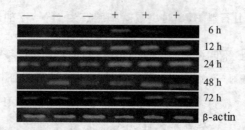

图 3-4　800 μgmL-1 霍山石斛粗多糖在 5 μgmL-1 ConA 存在下对小鼠脾细胞产生 IFN—γ 的影响。‘—’为对照组(5 μgmL-1 ConA);‘+’为实验组(800 μgmL-1 粗多糖+5 μgmL-1 ConA);β—actin 在不同时间段的表达基本上相同

3.4　野生霍山石斛 HPS 对小鼠腹腔巨噬细胞产生 TNF—α 的影响

体外考察 HPS 对经 LPS 激活的小鼠腹腔巨噬细胞 PM 产生 TNF—α 的影响(图 3-5),结果表明 100-200mg L⁻¹ 的 HPS 能显著促进小鼠 PM 产生 TNF—α,且在 200mg L⁻¹ 的 HPS 作用下,TNF—α 的释放量在培养的第 24 h 达到最大(542.9 pgmL⁻¹),是对照组的 2.6 倍;浓度超过 200mg L⁻¹ 时,多糖抑制 TNF—α 的产生。在相同浓度下,各实验组均表现出在培养的 24 h 内,TNF—α 的释放量随着 HPS 作用时间的延长而增大,之后逐渐降低。台盼兰实验表明在实验浓度范围内野生 HPS 对小鼠腹腔巨噬细胞无毒性作用。

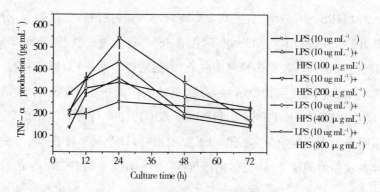

图 3-5　HPS 在 LPS 存在下对小鼠腹腔巨噬脾细胞产生 TNF—α 的影响

3.5　野生霍山石斛 HPS 对小鼠腹腔巨噬细胞 TNF—α mRNA 表达的影响

野生霍山石斛 HPS 对小鼠腹腔巨噬细胞 TNF—αmRNA 的表达模式与对脾细胞 IFN—γ 的表达模式相似。在 200mg/L 多糖作用下,TNF—αmRNA 的表达量在培养 24 h 后达到最大值,之后表达逐渐减少。对照组的 TNF—αmRNA 表达也有相似的变化趋势,但在不同培养时间段,对照组 TNF—αmRNA 的表达量显著低于相应的实验组(图 3-6)。

3.6　野生霍山石斛 HPS 不同组分的活性

多糖溶液 5mL 上 DEAE—cellulose 柱分离,依次用双蒸水、0.1、0.2、0.3 和 0.6mol L⁻¹ 的 NaCl 溶液梯度洗脱。分离得到 5 种多糖组分:HPS—1、HPS—2、HPS—3、HPS—4 和 HPS—5,其中含量最大的是用双重蒸馏水

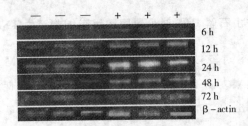

图 3-6 200 μgmL−1 霍山石斛粗多糖在 10 μgmL−1 LPS 存在下对小鼠腹腔巨噬细胞产生 TNF−α 的影响。'−'为对照组(10 μgmL−1 ConA);'+'为实验组(200 μgmL−1 粗多糖+10 μgmL−1 ConA);β−actin 在不同时间段的表达基本上相同

(500mL)洗脱得到组分 HPS−1,约占洗脱多糖总量的 72.0%;其次是 HPS−2 和 HPS−3,分别约占 10.8% 和 14.8%;其他两种含量很少,分别占洗脱总量的 0.7% 和 1.7%(图 3-7、图 3-8)。这五种多糖经 Sephadex G−25 凝胶柱色谱脱盐,收集多糖峰洗脱液,浓缩后进一步进行功能鉴定。五个组分表现除了不同的生物学活性,且差别较大。其中以 HPS−1 的活性最强,其次是 HPS−2 和 HPS−3,HPS−4 和 HPS−5 与对照组相比,生物学活性不明显。当不同组分多糖作用于脾细胞时,HPS−1 与 IFN−γ 的释放量间存在较强的剂量关系,当多糖浓度为 200 μgmL^{-1} 时,IFN−γ 的释放量达到 934.6 pgmL^{-1},是对照组的 2.7 倍(图 3-9)。当不同组分多糖作用于腹腔巨噬细胞时,HPS−1、HPS−2 和 HPS−3 与 TNF−α 释放量间也表现出了较强的剂量效应,高剂量的 HPS−1、HPS−2 和 HPS−3 促进腹腔巨噬细胞产生 TNF−α 很显著。三者浓度达到 200 μgmL^{-1} 时,细胞培养液中 TNF−α 含量分别是对照组的 2.3 倍、2.0 倍和 1.7 倍(图 3-10)。

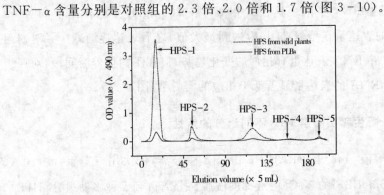

图 3-7 HPS 的 DEAE-Cellulose 柱色谱分离

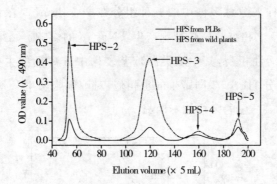

图 3-8　HPS 的 DEAE-Cellulose 柱色谱分离局部放大图(225—1000mL)

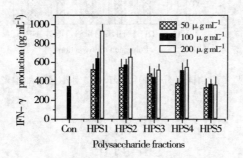

图 3-9　野生霍山石斛多糖组分对小鼠脾细胞产生 IFN—γ 的影响

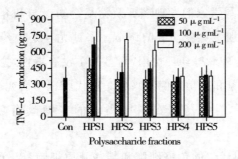

图 3-10　野生霍山石斛多糖组分对小鼠腹腔巨噬细胞产生 TNF—α 的影响

3.7　野生霍山石斛多糖与类原球茎多糖组分及生物学活性比较

类原球茎 HPS 经 DEAE－Cellulose 离子交换柱色谱分离后,得到了与
野生霍山石斛 HPS 相同的五个组分 HPS－1、HPS－2、HPS－3、HPS－4

和 HPS—5,以 HPS—1 含量最大(图 3-7 和图 3-8)。图 3-11 和图 3-12
分别描述了两种来源总多糖中的五种组分在 200 μgmL^{-1} 浓度时对小鼠脾
细胞产生 IFN—γ 和腹腔巨噬细胞产生 TNF—α 的影响。结果表明,两种来
源的相同组分活性相当,其中从类原球茎多糖中分离到的主要活性组分也
是 HPS—1,组分 HPS—5 同野生的也相似,对脾细胞产生 IFN—γ 和腹腔巨
噬细胞产生 TNF—α 的影响均不明显。

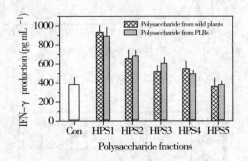

图 3-11   两种来源多糖相同组分(200 μgmL—1)对小鼠脾细胞产生 IFN—γ 的比较

4. 讨论

70 年代以来,科学家们发现多糖及糖复合物参与和介导了细胞各种生
命现象的调节,特别是免疫功能的调节。多糖尤其是中药多糖因具有增强
机体免疫功能及抗肿瘤等药理作用,而且几乎没有毒性,愈来愈引起国内外
药理学家、生物学家和化学家们的兴趣。现代药理学研究证明从兜唇石斛、
铁皮石斛、金钗石斛等药用石斛中提取的多糖具有免疫活性增强的
作用[9-12]。

细胞因子是由活化的免疫细胞和某些基质细胞分泌的,介导和调节免
疫、炎症反应的小分子多肽。脾脏是机体内重要的免疫器官,富含 T、B 淋巴
细胞,以及少量的巨噬细胞,加之其易于分离,是体外实验中淋巴细胞的重
要来源。淋巴细胞在受到外来信号物质如植物多糖等作用后,活化并产生
多种细胞因子[4,13]。这些免疫应答一般分为体液免疫应答和细胞免疫应答
两种,而这两种免疫反应又受细胞因子的调控。IFN—γ 是 Th1 细胞分泌的

典型细胞因子,在调节机体免疫功能、抗肿瘤方面有非常重要的作用,同时也是调节 Th 细胞亚群 Th1 和 Th2 细胞功能的关键因素之一[14,15]。IFN—γ 还可通过增强或发动宿主对肿瘤细胞的免疫反应,增强单核巨噬细胞活性并促进其 Fc 受体表达,有利于促进单核巨噬细胞通过吞噬作用和抗体依赖性细胞介导的细胞毒性(antibody—dependent cell mediated cytotoxicity, ADCC)杀伤肿瘤细胞[16,17]。本实验研究发现,霍山石斛多糖能显著促进小鼠脾细胞产生 IFN—γ,且在考察的浓度范围内,IFN—γ 的释放量与多糖浓度呈量效关系,同时多糖的作用时间是培养的第 24 h,之后培养上清中 IFN—γ 的含量逐渐减少。考察 800 μg/ml 多糖作用下的脾细胞 IFN—γmRNA 表达动态进程与测定培养上清中 IFN—γ 的变化模式相符,提示霍山石斛多糖促进脾细胞产生 IFN—γ 可能是通过上调脾细胞 IFN—γmRNA 表达来实现的,据报道在考察香菇多糖提高机体免疫力的研究中也有类似的发现[3]。

腹腔巨噬细胞是免疫系统中另一种重要的免疫细胞,它能直接吞噬外来侵入的微生物病菌,同时在外来抗原的作用下,分泌多种细胞因子,达到调节机体免疫功能的目的。肿瘤坏死因子(TNF—α)是巨噬细胞分泌产生的一种重要的细胞因子,它是调节机体免疫功能的一种重要的信号分子[2]。不仅如此,TNF—α 还可直接杀伤肿瘤细胞,具有类似干扰素的抗病毒作用,可促进细胞毒性 T 淋巴细胞(cytotoxicity T lymphocyte,CTL)细胞表达 MHC—I 类抗原并增强 CTL 对病毒感染细胞的杀伤作用。TNF—α 可参与单核巨噬细胞的活化及自分泌调节作用,促进单核巨噬细胞及其他细胞产生细胞如 IL—1、IL—6 和 TNF—α 本身[18-21]。TNF—α 在体外可以单独诱导或与 IFN—γ 协同诱导许多不同来源的肿瘤细胞株,如乳腺癌细胞、成纤维瘤细胞、白血病细胞等的凋亡[22-24]。我们的研究发现霍山石斛总多糖在体外有显著促进 PM 产生 TNF—α 的作用,RT—PCR 分析结果与 ELISA 方法测得的细胞培养上清中 TNF—α 含量动态进程相符,提示霍山石斛多糖可能是通过调节 PM 中 TNF—αmRNA 表达来控制 TNF—α 的释放量。

研究还表明,霍山石斛类原球茎总多糖的组分和生物活性均与野生霍山石斛相当,主要组分和主要活性组分均为 HPS—1。虽然在其他石斛中没有从化学成分和药理作用方面做过类似的研究,但已有金钗石斛组培品与野生品形态组织学比较的报道,表明金钗石斛组培品与野生品的植物形态、药材形状及根、茎、叶等组织构造均相似,说明金钗石斛在组培过程中可能没有发生变异[25]。

综上所述,野生霍山石斛多糖不仅能显著促进小鼠脾细胞产生 IFN-γ,而且能提高腹腔巨噬细胞产生 TNF-α,提示霍山石斛多糖具有机体免疫调节的功能。组培霍山石斛类原球茎多糖与野生霍山石斛多糖的主要组分和主要活性组分均相当。这不仅为霍山石斛类原球茎直接替代野生霍山石斛使用的可能性提供了实验证据,而且还为进一步开展霍山石斛类原球茎悬浮培养的研究提供质量监控和活性评价标准。

参考文献:

[1] Qiu ZH,JONES K,Wylie M,Jia Q,Orndorff S. Modified Aloe barbadensis polysaccharide with immunoregulatory activity. Planta Madica,2000,66:152.

[2] Liu MQ,Li JZ,Kong FZ,Lin JY,Yang G. Induction of immunomodulating cytokines by a new polysaccharide-peptide complex from culture mycelia of Lentinus edodes. Immunopharmacology,1998,40:187.

[3] Liu F,OoiVEC,Fung MC Analysis of immunomodulating cytokine mRNA in the mouse induced by Mushroom polysaccharides. Life Science,1999,64:1005.

[4] Bao XF, Wang Z, Fang JN. Structural features of an immunostimulating and antioxidant acidic polysaccharide from the seeds of Cuscuta chinensis. Planta Madica,2002,68: 237.

[5] Dubios M. Colormetric method for the determination of sugars and related substances. Analytical Chemistry,1956,24:235.

[6] Bradford M M. A rapid and sensitive method for the quantitation of microgram quantities of protein utilizing the principle of protein binding. Analytical Biochemistry,1976,72:248.

[7] Han CW,Imamura M,Hashino S. Differential effects of the immu-

nosuppre ssants cyclosporine A, FK506 and KM2210 on cytokine gene expression. Bone Marrow Transplant, 1995, 15:733.

[8] Nicolas F, Gerard B, Werner R. Comparison of cytokine measurements using ELISA, ELISPOT and semi-quantitative RT-PCR. J. Immunological Methods, 1997, 204:57.

[9] 赵永灵, 王世林, 李晓玉. 兜唇石斛多糖的研究. 云南植物研究, 1994, 16:392.

[10] 黄民权, 蔡体育, 刘庆伦. 铁皮石斛多糖对小白鼠细胞数和淋巴细胞移动抑制因子的影响. 天然产物研究与开发, 1996, 8:39.

[11] 赵达武, 张玉琴, 李洁. 植物多糖的提取物导致有丝分裂反应的分析. 中华微生物学和免疫学杂志, 1992, 11:381.

[12] 罗慧玲, 蔡体育, 陈巧伦, 等. 石斛多糖增强脐带血和肿瘤病人外周血 LAK 细胞体外杀伤作用的研究. 癌症, 2000, 19:1124.

[13] Cho JY, Kim AR, Yoo ES, Baik KU and Park MH. Ginsenosides from Panax ginseng differentially regulate lymphocyte proliferation. Planta Medica, 2002, 68:497.

[14] Hsieh CS, Macatonia SE, Tripp CS, Wolf SF, O'Garra A, Murphy KM. Development of TH1 CD4+ T cells through IL-12 produced by Listeria-induced macrophages. Science, 1993, 260:547.

[15] Dighe AS, Richards E, Old LJ, Schreiber RD. Enhanced in vivo growth and resistance to rejection of tumor cells expressing dominant negative IFN-γreceptors. Immunity, 1994, 1:447.

[16] Schreiber RD, Celada A, Buchmeier N. The role of interferon-γin the induction of activated macrophages. Annales de Institude Pasteur Immunologie, 1986, 137C:203.

[17] MacMicking J, Xie QW, Nathan C. Nitric oxide and macrophage function. Annual Review of Immunology, 15:323.

[18] Lanni JS, Lowe SW. P53-independent apoptosis induced by paclitax although an inderect mechanism. The Proceeding of the National Academy of Science, 1997, 94:9679.

[19] Thomson A. The Cytokine Handbook. Third Printing. San Diego: Academic Press Ltd,1992,pp: 241—256.

[20] Malorni W, Rainaldi G. Tumor necrosis factor α is a powerful apoptotic induce in lymphoid leukemic cells expression the P170 glucoprotein. Intional Journal of Cancer,1996,67:238.

[21] Rawadi G, Roman-Roman S, Castedo M, Dutilleul V, Susin S, Marchetti P, Geuskens M, Kroemer G. Effects of mycoplasma formentans on the myelomonocytic lineage. Journal of Immunology,1996,156:670.

[22] Volm M, Mattern J. Isolation of Dap3, a novel mediator of interferon-gamma induced cell death. Journal of Biological Chemistry,1995,270:27932.

[23] Sveinbjinsson B, Rushfeldt C. Cytotoxic effect of cytokines on murine colon carcinoma cells involves TNF-mediated apopto-sis. Biochemical and Biophysical Research Communications, 1997,233:270.

[24] Geng YJ, Hellstrand K. Apoptotic death of human leukemic cells induced by vascular cells expressing nitric oxide syntheses in response to gamma-interferon and tumor necrosis factor-alpha. Cancer Research,1996,56:866.

[25] 任凌燕,范俊安,王昌华,等. 金钗石斛组培品与野生品的形态组织学比较. 中国中药杂志,2004,29:699.

第4章　霍山石斛类原球茎液体培养碳氮代谢分析[*]

　　类原球茎液体培养是实现大规模发酵培养的首要前提。当前有关药用石斛类原球茎的研究主要是类原球茎的诱导及其在固体培养基上的增殖，而相关液体培养的报道较少，仅围绕铁皮石斛类原球茎研究了在液体培养条件下基本培养基、摇床转速、接种量、培养液体积等培养调节对其增殖的影响[1,2]。众所周知，细胞生长与营养物质的供给及其对营养物质的吸收利用密切相关。碳和氮是植物细胞生长发育过程中两大重要的营养元素，不同种类的物种对碳、氮素的利用存在基因型差异，碳氮代谢的协调程度不仅影响其生长发育的程度，而且关系到产量高低[3]。植物细胞对碳氮素的吸收利用是在多种关键性酶的共同作用下实现的，并最终调控植物生长[4,5]。因此本章目的是研究霍山石斛类原球茎在悬浮培养过程中碳氮素的基本代谢情况，为优化类原球茎生长和多糖合成调控提供理论指导。

1. 实验材料

1.1　霍山石斛类原球茎

　　霍山石斛类原球茎由试管苗茎段按第 2 章介绍的方法诱导获得的类原球茎，连续继代培养 15 代后取生长良好的 16～20 代培养物为实验材料。

　　* 本章主要内容已发表于 Plant Biosystems,2007,141 (1).

1.2 主要试剂

蔗糖、葡萄糖和果糖测试盒 BR	Bowhringer Mannheim (Germany)
Sephadex G—25AR	Sigma
甲基紫精 BR	Fluka
Triton—100BR	Sigma
聚乙烯吡咯烷酮(PVP)AR	Fluka
DTTBR	Sigma
HEPESBR	Sigma
果糖—6—磷酸 BR	Sigma
尿苷二磷酸葡萄糖 BR	Sigma
DOWEX	上海复兴科技工程公司
NADHBR	Sigma

其他药品均为国产分析纯

1.3 主要仪器

恒温光照培养箱	广东医疗器械长
恒温摇床	中国科学院武汉科学仪器厂
生化培养箱	上海博讯实业有限公司
无菌操作台	苏州净化设备有限公司
紫外可见分光光度计	北京瑞利分析仪器公司
旋转蒸发仪	上海亚荣生化仪器厂
真空泵	巩义市英予华仪器厂

2. 实验方法

2.1 类原球茎悬浮培养与生长的测定

类原球茎的悬浮培养选用 1/2MS 培养基[27]。取生长旺盛的类原球茎接种于盛有 50mL 液体培养基的 250mL 三角瓶中,置 120 转/分的水平旋转摇床上,于 25±2℃、光照(16h/d)悬浮培养。每隔 3 d 收获培养物,经滤纸过滤,分别收集类原球茎和培养液用于测定各考察参数。

2.2　多糖提取和含量测定

多糖提取和含量测定参照第 2 章实验方法 2.4.1。

2.3　可溶性糖含量的测定

(1)培养基中可溶性糖的提取:培养液,于 40℃下减压浓缩至浸膏,加 4mL 95％乙醇,沉淀多糖。静置过夜,离心取上清,并于 40 ℃下减压蒸干,用 ddH$_2$O 洗涤并定容至 25mL,待测。

(2)细胞内可溶性糖的提取:称取类原球茎 2g,迅速在液氮中研碎,转入 10mL 刻度试管内,加 5mL 80％乙醇。80℃水浴并不断搅拌 30min,12000 g 离心 15min,取上清液,沉淀加入 80％乙醇,重复提取 2 次,合并上清液,减压蒸干,用 d dH$_2$O 洗涤并定容至 25mL。过滤,取滤液测定。

(3)蔗糖、葡萄糖和果糖含量的测定:蔗糖、葡萄糖和果糖含量按试剂盒操作要求进行。

2.4　蔗糖磷酸合成酶(SPS,EC 2.4.1.14)、蔗糖合成酶(SuSy,EC 2.4.1.13)、蔗糖酶(IT,EC 3.2.1.26)活性的测定

(1)SPS 和 SuSy 粗酶液的制备:准确称取液氮保存的类原球茎 2 g,加入 2mL 预冷的酶提取缓冲液(20mmol L^{-1} Hepes-NaOH 缓冲液,pH7.5,含 0.5mmol L^{-1}巯基乙醇、2mmol L^{-1}mgCl$_2$、2.5mmol L^{-1} DTT、2％(v/v)PVP),冰浴研磨匀浆,匀浆液于 12000 g 离心 15min,取上清液过经酶提取缓冲液预平衡的 Sephadex G－25 凝胶柱,收集活性部分作为待测酶液。所有操作均在 4℃进行。

(2) SPS 酶活性的测定:取 0.15mL 酶液和 0.15mL 反应混合液(含 20mmol L^{-1} Hepes－NaOH 缓冲液,pH7.5;8mmol L^{-1}果糖－6－磷酸(F6P);20mmol L^{-1}mgCl$_2$),混合后于 30℃下温浴 10min,加入 8mmol L^{-1}尿苷二磷酸葡萄糖(UDPG)启动反应,并在 30℃下反应 10min 后,沸水浴 1.0min 终止反

应。对照组不加 UDPG,以等量的 Hepes-NaOH 缓冲液代替。

取样品液 0.15mL,加入 2mol L^{-1} 的 NaOH 溶液 0.15mL,封口于沸水浴 5min,流水冷却,加入 30% HCl 溶液 2.1mL、0.6mL 0.1% 间苯二酚溶液(0.1g 间苯二酚溶于 100mL 95% 乙醇,棕色瓶内保存),摇匀,在 80℃ 水浴保温 10min,冷却后于 480nm 测其吸光度。空白对照以 d dH$_2$O 代替样品液。取相应范围不同浓度的蔗糖标准溶液,按上述实验步骤测定其吸光度,建立标准曲线为 $Y = 0.70437X - 0.07366$($r = 0.9996$,Y 表示蔗糖浓度,单位:μmol L^{-1},X 表示吸光度),从而计算出样品中的蔗糖含量。酶活力单位定义为每分钟产生 1nmol 蔗糖所需的新鲜类原球茎的量为一个酶活力单位。

(3)SS 酶活性的测定:在 SPS 酶活性的测定体系中用 8mmol L^{-1} 果糖取代 8mmol L^{-1} F6P,其余按 SPS 酶活性的测定方法。

(4)蔗糖酶分为可溶性蔗糖酶(Soluble IT)和细胞壁结合蔗糖酶(Cell-wall-bound IT)。Soluble IT 粗酶液的制备方法同 2.3(1)。Cell-wall-bound IT 粗酶液的制备:取 Soluble IT 粗酶液制备后所得沉淀用上述酶提取缓冲液(不含 DTT、PVP)洗涤,12000 g 离心 15min 后弃上清液,重复 3 次,最后加入含 1.0mol L^{-1} NaCl 的 20mmol L^{-1} Hepes-NaOH 缓冲液(pH7.5)5mL,过夜,在 4℃ 下 12000 g 离心 15min,收集的上清液为待测的 Cell-wall-bound IT 液。

Soluble IT 酶活性的测定:取待测酶液 1.5mL,加入 20mmol L^{-1} 蔗糖溶液〔蔗糖溶于 0.1mol L^{-1} 的 PBS,pH 4.7 时用于测定可溶性酸性蔗糖酶(Soluble acid IT)活性或 pH 7.5 时用于测定可溶性碱性蔗糖酶(Alkaline IT)活性〕0.2mL,30℃ 保温 10min 后立即转入沸水浴 3min 终止反应;然后加入 1.5mL DNS 试剂,沸水浴 5min,流水冷却,在 540nm 处测定吸光值的变化[6]。空白对照不加蔗糖。Cell-wall-bound IT 活性按 Soluble acid IT 活性的测定方法测定。酶活力单位定义为每分钟产生 1nmol 还原糖所需的新鲜类原球茎的量为一个酶活力单位。

2.5　可溶性离子 NH$_4^+$、NO$_3^-$ 的含量测定

(1)培养基中可溶性离子 NH$_4^+$、NO$_3^-$ 的提取:收集培养液直接用于测定。

(2)细胞内可溶性离子 NH_4^+、NO_3^- 的提取:称取 2g 新鲜培养的类原球茎,液氮速冻后放入研钵中研磨,用 ddH_2O 洗涤 3 次并倒入 10mL 刻度试管,定容至刻度,封口后沸水浴 30min,流水冷却,12000 g 离心,取上清。重复上述步骤 2 次,合并上清,待测。

(3)NH_4^+ 含量的测定:参照 Weatherburn(1967)苯酚—次氯酸盐法[7]:取样品液 50μL,加入 5.0mL 试剂 A(5.0g 苯酚和 25mg SNP 溶于 ddH_2O 并定容至500mL 储于棕色瓶中)并剧烈振摇后加入 5.0mL 试剂 B(2.5 g NaOH 和4.2mL 次氯酸钠溶于 ddH_2O 并定容至 500mL 储于棕色瓶中),经剧烈振摇后在 37℃保温 15min,于 625nm 测其吸光度。空白对照中不加样品液,用等量的 ddH_2O 替代。建立 NH_4^+ 浓度标准曲线为 C (mmol L^{-1})$= 10.54443A +$ 0.17261($r=0.9998$,C 为 NH_4^+ 浓度,A 为吸光度)。

(4)NO_3^- 含量的测定 采用水杨酸—浓硫酸法[8]:取样品液 0.1mL,加入5%(w/v)水杨酸—硫酸溶液 0.4mL,混匀,室温下静置 20min,加入 8%(w/v)NaOH 溶液 9.5mL 冷却至室温,在 410nm 测其吸光度。空白对照中不加样品液,用等量的 ddH_2O 替代。建立 NO_3^- 浓度标准曲线为 C (mmol L^{-1})$= 12.44384A - 0.10949$($r=0.9998$,C 为 NO_3^- 浓度,A 为吸光度)。

2.6　硝酸还原酶 (NR, EC 1.6.6.1)、谷氨酸合酶 (GOGAT, EC 1.4.1.14)和谷氨酰胺合成酶(GS,EC 6.3.1.2)活性的测定

(1)NR、GOGAT 和 GS 粗酶液的制备:提取方法同 2.3。

(2)NR 酶活性的测定:取酶粗提液 0.1mL,加入 0.1mol/L 磷酸钾缓冲液(pH7.5,含 0.01mol L^{-1} 的 KNO_3)1.8mL 混合并于 28℃下温浴 10min,加入 0.05mg L^{-1} NADH 0.1mL 启动反应,在 28℃下保温 15min 后,加入1mL 1%(w/v)氨基苯磺酰胺和 1mL 0.02%(w/v)萘基乙烯二胺水溶液终止反应。反应混合液经离心,除去悬浮物(500 g×5min),在 540nm 处测定吸光值。空白对照不加 NADH,而用 0.1mL ddH_2O 代替。此反应为测定生成的亚硝酸盐的量,酶活力单位定义为在 28℃下每分钟催化生成的1nmol 亚硝酸盐所需新鲜类原球茎的量为一个酶活力单位。

(3)GS 酶活性的测定:取 0.6mL 咪唑—盐酸缓冲液(0.25mol L^{-1},pH7.0),0.4mL 谷氨酸钠溶液(0.3mol L^{-1},pH7.0),0.4mLATP—Na 溶

液($30mmol\ L^{-1}$,pH7.0),$0.2mL\ mgSO_4$($0.5mol\ L^{-1}$),酶提取液 1.2mL。反应液在 37℃水浴中保温 15min,加入 0.8mL $FeCl_3$试剂,终止反应。混合液于 1000 g 离心 15min,上清液在 540nm 处测定吸光度。酶活力单位定义为每分钟在 37℃下催化生成 1nmol γ—谷氨酰基氧肟酸所需的新鲜类原球茎的量为一个酶活力单位。

(4)GOGAT 酶活性的测定参照 Matoh 等(1980)方法[9]:取酶粗提液 50μL,加入 0.9mL 测定缓冲液(包括 $0.1mol\ L^{-1}$ KH_2PO_3,$5mmol\ L^{-1}$谷氨酰胺,$5mmol\ L^{-1}$ α—酮戊二酸,$1.2mmol\ L^{-1}$甲基紫精或联二—N—甲基吡啶),用 50μL $0.14mol\ L^{-1}$连二亚硫酸钠溶液(含 $0.3mol\ L^{-1}$ $NaHCO_3$)启动反应,15min 后涡旋,充分混匀,直到甲基紫精彻底被氧化,此时深蓝色(还原态的甲基紫精颜色)不再出现。反应后的混合液过 Dowex 柱(2mL Dowex 分析纯,4% 交联度,200~400 目,用 $2mol\ L^{-1}$乙酸预处理),用 20mL ddH_2O 冲洗柱子,除去谷氨酰胺,然后用 5mL $2mol\ L^{-1}$乙酸洗脱结合的谷氨酸。谷氨酸的定量采用水合茚三酮法:吸取洗脱下来的谷氨酸溶液 0.5mL,加入 1mL 水合茚三酮试剂{称取 1 g 茚三酮和 1 g 氯化镉,加入 25mL 甲酸钠缓冲溶液(30 g 甲酸钠,溶解于约 60mL dH_2O 中,加入 10mL 8%甲酸,用 ddH_2O 定容至 100mL)和 75mL 乙二醇,充分溶解,室温下放置一 d}在 80℃保温 10min 后,取出用冰浴冷却 10min,在 506nm 处测定吸光值的变化。酶活力单位定义为在 30℃下每分钟催化生成 1nmol 谷氨酸所需的新鲜类原球茎的量为一个酶活力单位。

2.7 实验参数

所有实验至少设三次重复,实验数据以平均附标准偏差表示。类原球茎的生长以收获的类原球茎鲜重和干重计。

3. 实验结果

3.1 霍山石斛类原球茎的生长动态进程

在整个培养过程中,类原球茎鲜重增加和干重增加表现出了相似的变化趋势(图 4-1)。在培养的前 3 d 类原球茎生长缓慢,之后类原球茎进入快速生长期,直到培养的第 21 d,此时收获的细胞鲜重和干重分别达到 271.2g L^{-1}和 9.2g L^{-1}。当类原球茎培养 21 d 后,细胞生长缓慢,到第 30 d 细胞收获量达到最大值,继续培养培养液变浑浊,类原球茎鲜重下降,说明过长时间培养可导致细胞解体。类原球茎多糖含量和产量具有相似的变化趋势,随着培养的启动,多糖迅速积累,至 12 d 多糖含量和产量均为最高,分别是起始值的 3.4 倍和 4.0 倍,随后迅速下降到相当低的水平,仅为 12 d 时的 6%和 9%(图 4-2)。

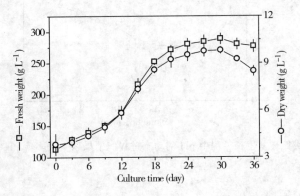

图 4-1　类原球茎生长的动态进程。生长分别以 3 次实验每升收获类原球茎鲜重和干重平均值 ± 标准偏差表示。

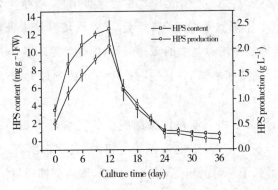

图 4-2　类原球茎多糖合成的动态进程。结果以 3 次实验测得的多糖含量和产量平均值 ± 标准偏差表示。

3.2 pH 的动态变化

起始培养基 pH 调节至 5.8,随着类原球茎悬浮培养的启动,培养基 pH 迅速下降(图 4-3),培养 6 d 后,培养基中 pH 值仅 4.0 左右,并且 pH 值一直维持这一恒定值上下浮动,直到培养 12 d 后,培养基 pH 值才逐渐上升,第 27 d 时 pH 值达到 7.1。

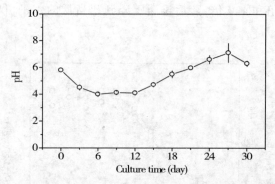

图 4-3 类原球茎生长过程中 pH 的动态进程。结果以 3 次实验 pH 平均值 ± 标准偏差表示。

3.3 胞内、胞外糖消耗的动态进程

随着类原球茎的生长,培养基中蔗糖迅速被消耗,培养 9 d 后,蔗糖量从起始的 15.0g L^{-1} 下降到 1.4g L^{-1};培养 12 d 后培养基中蔗糖几乎检测不到;尽管蔗糖是添加在培养基中的唯一碳源,但是类原球茎培养 3 d 后,培养基中检测到有葡萄糖和果糖,并且同时在第 9 d 达到最大值,之后含量逐渐下降(图 4-4A.)。

胞内蔗糖、葡萄糖和果糖是供给细胞生长发育最主要的碳源。类原球茎转入新鲜培养基后,三者变化趋势基本相同,表现出随着蔗糖的积累,葡萄糖和果糖也得到了一定的积累,培养 6 d 后,胞内蔗糖积累量达到最大值,是起始值的 2 倍左右,之后迅速被消耗,而胞内葡萄糖和果糖的积累量在第 9 d 达到最大值,之后含量逐渐降低,第 18 d 后维持在一较稳定的水平(图 4-4B)。

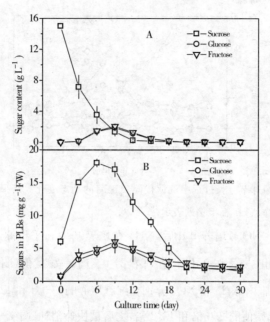

图 4-4　类原球茎生长过程中胞外(A)和胞内(B)糖的动态变化。结果以 3 次
　　　　实验平均值 ± 标准偏差表示。

3.4　碳源代谢关键酶活性的动态变化

在整个培养过程中,不同蔗糖代谢相关的酶活性表现出了不同的表达模式(图 4-5)。随着培养的启动,Soluble acid IT 活性迅速在第 6 d 达到最大值,比起始值提高了约 2.1 倍,之后迅速下降,到培养末期回到起始值。尽管 Alkaline IT 活性随着细胞的生长在第 18 d 达到最大值,但其水平远低于 SIT。与 SIT 和 AIT 比较,Cell-wall-bound IT 表现出随着类原球茎生长的进行,活性逐渐降低,但变化程度不大。SPS 和 SuSy 是蔗糖代谢相关的另外两种重要的关键酶,随着类原球茎进入快速生长期,SuSy 活性迅速上升且在第 18 d 达到最大值,而 SPS 在整个培养过程中活性保持相对稳定且水平较低。

3.5　胞内、胞外 NH_4^+ 和 NO_3^- 消耗的动态进程

图 4-6A 和图 4-6B 分别显示了霍山石斛类原球茎在悬浮培养过程中胞外和胞内 NH_4^+ 和 NO_3^- 的动态变化模式。研究结果表明胞外两种类型 N 的消耗表现出了相似的变化模式,随着培养的启动,两种氮源均被消耗,只是对 NH_4^+ 的吸

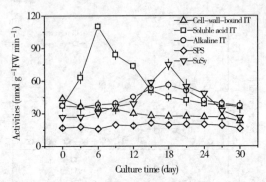

图 4-5　类原球茎生长过程中蔗糖代谢关键酶的动态变化。结果以 3 次实验
平均值 ± 标准偏差表示。

收利用明显快于 NO_3^-，培养 9 d 后，NH_4^+ 在培养基中几乎检测不到，而细胞对
NO_3^- 的吸收利用主要是在 9 d 后，直到第 24 d 趋于一稳定值（图 4-6A）。与胞
外 N 源相对应，胞内 NH_4^+ 和 NO_3^- 分别在细胞培养的前 3 d 和 12 d 得到积累，此
时含量分别是起始值的 2.0 倍和 13.2 倍，之后被快速消耗（图 4-6B）。

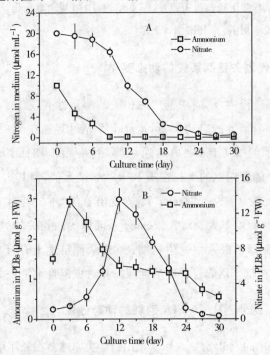

图 4-6　类原球茎生长过程中胞内（A）和胞外（B）铵态氮和硝态氮的动态变化趋
势。结果以 3 次实验平均值 ± 标准偏差表示。

3.6　氮源代谢相关酶活性的动态变化

GS、GOGAT 和 NR 是细胞生长发育过程中调控氮代谢的关键性酶,图 4-7 和图 4-8 分别描述 GS、GOGAT 和 NR 在整个培养过程中的动态变化模式。随着培养的启动,GS 和 GOGAT 活性逐渐提高,并分别在第 9 d 和 12 d 达到最大值,到培养末期分别下降到各自的起始水平。NR 是细胞对 NO_3^- 吸收利用的第一个关键酶,结果表明,NR 活性表达迟于 GS 和 GOGAT,在培养前 6 d,NR 活性受到一定程度的抑制,之后才逐渐被激活,到第 15 d 达到最大值。

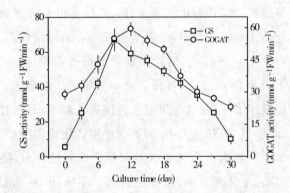

图 4-7　类原球茎生长过程中 GS 和 GOGAT 的动态变化。结果以 3 次实验平均值 ± 标准偏差表示。

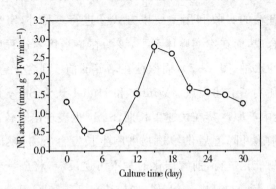

图 4-8　类原球茎生长过程中 NR 的动态变化。结果以三次实验 pH 平均值 ± 标准偏差表示。

4. 讨 论

当类原球茎转入新鲜培养基,在培养启动后的前 3 d,细胞生长量很少,通常这一时期被认为是细胞分裂的准备期。因此,细胞生长所需的营养物质在这段时间内均被得到快速积累,同时培养基中营养物质快速被消耗。此外,类原球茎优先利用 NH_4^+ 和培养基酸化也是个典型的现象,这在胡萝卜细胞悬浮培养中也有类似的报道[10,11]。

蔗糖是植物细胞'库'代谢的主要基质[12],通常也是大多数植物细胞生长的最适碳源。悬浮培养过程中,培养基中蔗糖一般以两种方式进入细胞,最终被细胞吸收利用:①外源蔗糖首先吸附于细胞表面,随后在 Cell-wall-bound IT 的作用下降解成己糖,再转运至细胞质供给细胞生长[13-15];②外源蔗糖在渗透扩散作用下,经过胞间连丝直接进入细胞,最后在胞质溶胶和液泡中经 Soluble acid IT 和 Alkaline IT 等作用转化成葡萄糖和果糖,满足细胞生长所需[12,16]。霍山石斛类原球茎在悬浮培养过程中,随着培养的启动,培养基中蔗糖含量快速下降,细胞生长与 Cell-wall-bound IT 活性变化呈反相关关系(图 4-1 和图 4-4),同时胞内 Soluble acid IT 和 Alkaline IT 也随着细胞生长的加快活性逐渐提高,这些结果均表明悬浮培养的霍山石斛类原球茎对蔗糖的吸收利用主要以方式②进行。另外,SPS 在生物体内是负责蔗糖的合成,而在本实验体系下,该酶在整个培养过程中一直保持稳定且活性较低的水平(图 4-5),而蔗糖在培养的前 6 d 含量急剧上升,这些结果也进一步证实了上述观点。Winter 和 Huber 认为 SuSy 是细胞壁合成的控制子,实验中类原球茎在快速生长期,SuSy 也表现出了较高的活性[17]。

蔗糖进入细胞并降解后供给植物细胞生长发育所需,反应主要被蔗糖酶和蔗糖合成酶催化进行,前者催化的是不可逆反应,将蔗糖转化为葡萄糖和果糖,主要包括 Soluble acid IT、Alkaline IT 和 Cell-wall-bound IT。Soluble acid IT 通常与细胞分裂相关,催化蔗糖分解供给细胞生长所需的底物—己糖,而 Alkaline IT 主要是起控制成熟细胞中己糖库大小的作用[18]。图 4-5 所示 Soluble acid IT 和 Alkaline IT 分别在细胞培养的不同阶段达到最大值,进一步证实了上述观点,同时也说明蔗糖降解是细胞对蔗糖利用的首要一步。液体培养过程中 pH 的变化规律也证实了 Soluble acid IT 和 Alkaline IT 在类原球茎生长不同阶段中发挥的作用。尽管培养基中添加的蔗糖作为唯一的碳源,但当类原球茎培养 3 d 后,培养基中有少量的葡萄糖和果糖出现,类似的现象在其他植物细胞培养中也有发现,原因可能是胞内蔗糖酶分泌到培养基中导致培养基中部分蔗糖在被细胞吸收之前就被降解为葡萄糖和果糖的缘故[14,15]。

氮源(包括铵态氮和硝态氮)是大多数植物细胞生长所需的重要的矿物质元素,占植物细胞干物质的 $1.5\% \sim 2.0\%$[19]。霍山石斛类原球茎在悬浮培养过程中,NH_4^+ 较 NO_3^- 优先利用(图 4-5),与 Gazzarini 等报道的相似,可能是因为细胞对 NH_4^+ 的吸收利用所消耗的能量较 NO_3^- 小的缘故。NH_4^+ 易在细胞内积累,若不快速代谢清除则易导致细胞中毒,甚至细胞死亡,即使是很少量的 NH_4^{+}[20]。植物体内有 95% 以上的 NH_4^+ 经 GS/GOGAT 途径同化吸收[21],GS 与 GOGAT 对 NH_4^+ 的同化是同时起作用的,NH_4^+ 首先由 GS 催化合成谷氨酰胺,然后由 GOGAT 将谷氨酰胺和 α-酮戊二酸转变为两分子的谷氨酸,其中一分子的谷氨酸可作为 GS 的底物,另一分子的谷氨酸用于合成蛋白质、核酸等含氮化合物,这期间需要消耗大量的碳骨架[22]。非结构糖(蔗糖、葡萄糖和果糖)是为合成含氮有机物提供碳骨架的直接供体[23],随着类原球茎的生长,GS 和 GOGAT 活性也逐渐提高,降解蔗糖的酶也在不同的培养阶段活性得到了提高,同时胞内蔗糖、葡萄糖和果糖水平迅速降低,类似现象在其它植物细胞中也有发现[24]。另外,NH_4^+ 的存在能导致 Nitrate-assimilation gene 表达下调,最终抑制 NO_3^- 的吸收利用[25,26]。大多数陆生植物对硝态氮的吸收依靠两个运输系统,即 LATS(low-affinity system)和 HATS(high-affinity transport system),而 NR 在这两大系统起着决定性作用[33,34],是植物细胞对 NO_3^- 吸收利用的第一个关键性限速酶。同时 NO_3^- 又作为一种信号调控着 NR 基因的表达[36],在类原球茎培养前期,随着 NH_4^+ 水平的提高,NR 活性表达受到了抑制,随着胞内 NH_4^+ 水平的降低(培养 9 d 后),NR 活性逐渐提高,到第 15 d 达到最大值。随着培养的启动,培养基急剧酸化,pH 从起始值 5.8 迅速下降到 4.0,原因

可能是 NH_4^+ 吸收过程中大量的质子流出[28-30]。研究还表明,细胞对 NH_4^+ 的吸收导致的培养基酸化能间接促进细胞对 NO_3^- 的吸收利用[35]。因此,随着培养基中 NH_4^+ 消耗殆尽,类原球茎对 NO_3^- 的吸收利用快速启动(9 d 后);胞内 NH_4^+ 和 NO_3^- 的吸收利用也同时得到了上述结论。NO_3^- 在 NR 和 NiR(亚硝酸盐还原酶)的作用下还原生成 NH_4^+[31],再通过 GOGAT 生成氨基酸[32],同时在同化吸收过程中有大量的 OH^- 放出[32],导致培养基 pH 上升,类原球茎培养 12 d 后 pH 的回升可能是这个原因。

综合分析玫瑰香葡萄[37,38]、喜树[39]和栀子[40]等细胞的悬浮培养时发现多糖合成量的多少与能源物质(包括蔗糖、葡萄糖和果糖等可溶性糖)的供给有一定关系。本研究表明,随着类原球茎生长速度的加快和蔗糖、葡萄糖和果糖的快速消耗,多糖含量在启动培养 12 d 后急剧降低,表现出类原球茎生长与多糖合成呈非同步的关系。氮源作为植物生长必需的矿物质元素,与碳源共同合成含氮有机物,供给植物细胞生长,在液体培养过程中类原球茎生长快速期与氮源代谢旺盛期同时发生在培养的第 12 d 之后,此时类原球茎多糖含量开始迅速降低。因此,理论上可推测培养开始由于培养基中能提供较多的蔗糖,除提供生长外,多余的用于多糖合成作为能量贮藏物质,因此表现出多糖含量的快速升高,随培养基中蔗糖等可溶性糖含量的消耗,细胞为了维持后期的生长需要降解多糖等能量贮藏物质,因而表现出多糖水平的快速下降。根据类原球茎在液体培养中的这一特性,要获得高产量的多糖,悬浮培养霍山石斛类原球茎需采用'两段培养'法,即首先进行培养优化解决类原球茎快速的生长,然后对多糖的合成进行调节实现多糖的高水平表达。研究所获得的信息将为优化类原球茎生长和实现多糖合成调控提供理论指导。

参考文献:

[1] 魏小勇. 铁皮石斛原球茎悬浮培养研究. 现代中药研究与实践, 2004,18:7.

[2] 宋经元,郭顺星,肖培根. 铁皮石斛原球茎液体悬浮培养的研究. 中草药,2004,35:1042.

[3] 李潮海,刘奎,连艳鲜. 玉米碳氮代谢研究进展. 河北农业大学学

报,2000,34:318.

[4] Huppe HC,Turpin DH. Appearance of novel glucose-6-phosphate dehydrogenase isoform inChlamidomonas reinhardtii and during growth on nitrate. Plant Physiology,1996,110:1431.

[5] Foyer CH,Ferrario-Mery S,Huber SC. Regulation of carbon fluxes in the cytosol: coordination of sucrose synthesis,nitrate reduction and organic acid and amino acid biosynthesis. In: Lee-good RC, Sharkey TD,von Caemmerer S (eds) Photosynthesis Physiology and Metabolism. Kluwer,Dordrecht ,2000,pp 177.

[6] Miller GL. Use of dinitrosalicylic acid reagent for determination of reducing sugar. Annals of Chemistry,1959,31:426.

[7] Wetherbrum MW. Phenol-hypochlorie reaction for determination of ammonium,Analytical Chemistry,1967,39:971.

[8] Hecht U,Morhrh H. Factors controlling nitrate and ammonium inmustard Isinapsis alba seeding, Physiologia plantarum, 1990, 78:379.

[9] Matoh T,Ida S,Takahashi E. A rapid and sensitive assay for ferredoxin-development glutamate synthase. Bull Res. Inst. Food Sci. Kyoto Univ. 1980,43:1.

[10] Abenavoli MR,Sorgona A,Badiani M,Fuggi A. Coumarin inhibits the growth of carrot (Daucus carota L. cv. Saint Valery) cells in suspension culture. Journal of Plant Physiology,2003,160:227.

[11] Gazzarini S,Lejay L,Ninnemann O,Frommer WB,von WN. Three functional transporters for constitutive,diurnally regulated and starvation-induced uptake of ammonium intoAra-bidopsis roots. Plant Cell,1999,11:937.

[12] Buchanan BB,Gruissem W,Russell LJ. Biochemistry andmolecular Biology of Plants. American Society of Plant Physiologists,2000.

[13] Ashihara H，Horikosi T，Li XN，Sagishima K，Yamashita Y. Profiles of enzymes involved in glycolysis inCatharan-thus roseus cells in batch suspension culture. Journal of Plant Physiology,1988,133:38.

[14] Masuda H，Toshimasa T and Sugawara S. Acid and alka-line invertases in suspension cultures of sugar beet cells. Plant Physiology,1988,86:312.

[15] Van DEW，Van LA. Purification and proper-ties of a neutral invertase from the roots of Cichorium intybus. Physiologia Plantarum ,1995,93:241.

[16] Iraqi D，Tremblay FM. Analysis of carbohydrate metabo-lism enzymes and cellular contents of sugars and proteins during spruce somatic embryogenesis suggests a regulatory role of exogenous sucrose in embryo development. Journal of Experimental Botany,2001,52:2301.

[17] Winter H，Huber SC. Regulation of sucrose metabolism in higher plants: localization and regulation of activity of key enzymes. Critical Review in Plant Science,2000,19:31.

[18] Venkataramana S，Naidu KM and Singh S. Invertases and growth factors dependent sucrose accumulation in sugarcane. Plant Science,1991,74:65.

[19] Frink CR，Waggoner PE，Ausubel JH. Nitrogen fertilizer: retrospect and prospect. TheProceeding of the National Academy of Sciences USA ,1999,96:1175.

[20] Bensaddek L，Gillet F，Saucedo JEN，Fliniaux M. The effect of nitrate and ammonium concentrations on growth and alkaloid accumulation ofAtropa belladonna hairy roots. Journal of Bio-technology,2001,85:35.

[21] Lea PJ，Ireland RJ. Nitrogen metabolism in higher plants. In: Singh BK（ed）Plant Amino Acids. MarcelDekker，New York，

1999, pp 1.

[22] Chen RD. 1998. Plant NADP-dependent isocitrate dehydrogenase are predominantly localized in the cytosol. Planta, 207:280—285.

[23] Espsito S, Carillo P, Carfagna S. Ammonium metabolism stimulation of Glucose-6-P-dehydrogenase and phophoenolpyruvate carboxylase in young Barley roots. J Plant Physiology, 1998, 153:61.

[24] Robinson SA, Stewart GR, Philips R. Regulation of glutamate dehydrogenase activity in relation to carbon limitation and protein catabolism in carrot cell suspension cultures. Plant Physiology, 1992, 98:1190.

[25] Quesada A, Fernandez E. Expression of nitrate assimilation related genes inChlamydomonas reinhardtii. Plantmolecular Biology, 1994, 24:185.

[26] Quesada A, Galvan A, Schnell RA, Lefebvre PA, Fernandez E. Five nitrate assimilation genes are clustered inChlamydomonas reinhardtii. molecular and General Genetics, 1993, 240:387.

[27] Murashige T, Skoog F. A revised medium for rapid growth and bioassays with tobacco tissues cultures. Physiologia Plantarum, 1962, 15:473.

[28] Dantas AK, Majada JP, Fernandez B and Canal MJ. mineral nutrition in carnation tissue cultures under different venti-lation conditions. Plant Growth Regulation, 2001, 33:237.

[29] Dussert V JL, Rival A, Noirot M and Medel JB. Nutrient uptake and growth of in vitro coconut (Cocos nucifera L.) calluses. Plant Science, 1995, 106:185.

[30] Morard P, Fulcheri C and Henry M. Kinetics ofmineral nutrient uptake bySaponaria offycinalis L. suspension cell cultures in different media. Plant Cell Reports, 1998, 18:260.

[31] Crawfordnm. Nitrate: nutrient and signal for plantgrowth. Plant

Cell,1995,7:859.

[32] Stitt M. Nitrate regulation of metabolism and growth. Current Opinion in Plant Biology,1999,2:178.

[33] Trueman LJ,Richardson A and Forde BG Molecular cloning of higher plant homologues of the high-affinity nitrate transporters ofChlamydomonas reinhardtii and Aspergillus nidulans. Gene,1996,175:223.

[34] Vidmar JJ,Zhuo D,Siddiqi MY,Schoerring JK,Touraine B,Glass ADM. Regulation of high affinity nitrate transporter genes and high affinity nitrate influx by nitrogen pools in plant roots. Plant Physiology,2000,123:307.

[35] Shin KS, Chakrabarty D, Ko JY, Han SS, Pack KY. Sucrose utilization andmineral nutrient uptake during hairy root growth of red beet (Beta vulgaris L.) in liquid cultures. Plant Growth Regulation,2003,39:187.

[36] Crawfordnm, Glass DMA. molecular and physiological aspect of nitrate uptake in plants. Trends in Plant Science,1998,3:389.

[37] Cormier F,Crevier HA,Do CB. Effects of sucrose concentration on the accumulation of anthocyanins in grape (Vitis vinifera) cell suspension. Canadian Journal of Botany,1990,68: 1822.

[38] Zhang W,Curtin C,Kikuchi M,Franco C. Integration of jasmonic acid and light irradiation for enhancement of anthocyanin biosynthesis inVitis vinifera suspension cultures. Plant Science,2002,162:459.

[39] Gabriella P,Barbara M,Nadia M,Simona R,Catia G,Marzia I and Franco FV. The effect of growth regulators and sucrose on anthocyanin production inCamptotheca acuminata cell cultures. Plant Physiology and Biochemistry,2005,43:293.

[40] Wang GL、Shi RF、Fang HJ. Effects of medium and culture conditions on polysaccharide synthesis by suspension cell cultures ofGardenia jasminoids Eills. Chinese Journal of Biotechnology,2001,17:688.

第5章　霍山石斛类原球茎生长和多糖合成调控*

第 3 章研究表明霍山石斛类原球茎具有合成与野生霍山石斛具有相同活性的 HPS 组分,但 HPS 含量显著低于野生霍山石斛。液体培养也研究表明类原球茎生长也 HPS 合成呈非同步的关系,在培养初期 HPS 快速合成,随着类原球茎进入快速生长期,HPS 含量急剧降低。液体发酵培养的目的是要获得高产量的目的代谢产物,取决于高生物量和高含量的目的代谢物[1,2]。第 4 章研究已提出要获得高产量的 HPS,宜采取"两段培养"法。因此,本章目的是运用"两段培养"法,对霍山石斛类原球茎生长和多糖合成实施调控,建立生长和多糖合成均高效表达的悬浮培养体系。

1. 实验材料

1.1　霍山石斛类原球茎

霍山石斛类原球茎由试管苗茎段按第 2 章介绍的方法诱导获得。

1.2　主要试剂

所用药品均为国产分析纯。

---

* 本章主要内容已发表于 Process Biochemistry,2007,42(3).

1.3 主要仪器

恒温光照培养箱	广东医疗器械厂
恒温摇床	中国科学院武汉科学仪器厂
生化培养箱	上海博讯实业有限公司
无菌操作台	苏州净化设备有限公司
紫外可见分光光度计	北京瑞利分析仪器公司

2. 实验方法

2.1 类原球茎悬浮培养与生长的测定

取生长旺盛的类原球茎接种于盛有 50mL 液体培养基的 250mL 三角瓶中,置 120rpm/min 的水平旋转摇床上,于 25℃±2℃ 下暗处悬浮培养。考察动态的实验组每隔 6 d 收获类原球茎,其他均培养 30 d 后收获。

2.2 生长培养基优化方案设计

基本培养基为 1/2MS 培养基。首先考察碳源种类(蔗糖、葡萄糖和果糖)和浓度($10-50g\ L^{-1}$)对类原球茎生长的影响,选择最合适的碳源及其浓度;在碳源优化的基础上,固定 NH_4^+/NO_3^- 比例为 1/2,考察氮源总浓度 $15-105mmol\ L^{-1}$ 对类原球茎生长的影响,然后在固定选择的总浓度条件下,调节 NH_4^+/NO_3^- 比例,考察氮源类型对类原球茎生长的影响,选择较适的氮源或氮源组合;在确定碳源和氮源最佳浓度的基础上,进一步筛选了适于类原球茎生长的金属离子 Ca^{2+}、Fe^{2+}、Mn^{2+} 和 Zn^{2+} 的浓度组合,首先进行单因素实验确定各自的浓度范围,在此基础上运用正交试验优化原理按 $L_9(3^4)$ 设计正交实验,确定该四种金属离子的最佳浓度组合。

2.3 多糖合成调节方案设计

在上述类原球茎生长培养基优化的基础上,通过考察类原球茎生长、多糖合成、可溶性糖消耗的动态过程,分析三者间的关系,选择蔗糖的最佳补加时间,达到提高多糖合成的目的。

2.4　多糖提取与含量测定

同第 2 章实验方法 2.4.1 所述。

2.5　可溶性糖含量的测定

(1)培养基中可溶性糖的提取:收集悬浮培养细胞滤过的培养液,记录其体积,40 ℃下减压浓缩至浸膏,用 ddH_2O 洗涤并定容至 10mL,加 40mL 95%乙醇。静置过夜,取上清液于 40 ℃下减压蒸干,用 ddH_2O 洗涤并定容至 25mL,待测。

(2)细胞内可溶性糖的提取:称取新鲜材料 2g,迅速在液氮中研碎,转入 10mL 刻度试管内,加 5mL 80%乙醇。80℃水浴并不断搅拌 40min。12000 g 离心 10min,取上清液,沉淀加入 80%乙醇,重复提取两次,合并上清液,减压蒸干,用 dd H_2O 洗涤并定容至 25mL。过滤,取滤液测定。

(3)可溶性含量的测定:采用苯酚-硫酸比色法测定[3]。

2.6　霍山石斛多糖的 DEAE-Cellulose 分级分离与含量测定

同第 3 章实验方法 2.11 与第 2 章实验方法 2.4.1 所述。

2.7　霍山石斛类原球茎多糖的生物学活性评价

同第 3 章实验方法 2.3－2.7。

2.8　实验参数

所有实验至少设三次重复,实验数据以平均值附标准偏差表示。统计分析用 t-检验。类原球茎生长以每升培养基收获的类原球茎鲜重表示;多糖含量以单位鲜重类原球茎中积累的多糖量表示;多糖产量以每升培养基中产生的多糖克数表示。

3. 实验结果

3.1 类原球茎生长培养基的优化

3.1.1 碳源对类原球茎生长的影响

碳源是细胞生长最重要的营养物质之一。1/2MS 中的 15g L^{-1}蔗糖被不同浓度(10－50g L^{-1})的蔗糖、葡萄糖和果糖取代，类原球茎生长如图 5－1 所示。结果表明,碳源种类对类原球茎生长影响很大,相同浓度下蔗糖组类原球茎生长显著高于葡萄糖和果糖,表明类原球茎生长的较适碳源为蔗糖。碳源种类不同,适合类原球茎生长的浓度也不一样,蔗糖适合类原球茎生长的最佳浓度为 35g L^{-1},培养 30 d 后,类原球茎收获量达到 349.1 g FW L^{-1},高于或低于此浓度,类原球茎生长均受到抑制。葡萄糖和果糖的合适作用浓度为 40g L^{-1},高于此浓度类原球茎生长受到严重的抑制作用。因此,35g L^{-1}的蔗糖是类原球茎生长较合适的碳源。

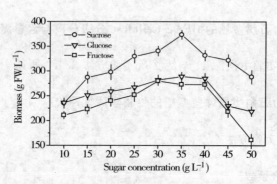

图 5－1　蔗糖、葡萄糖和果糖对类原球茎生长的影响。生长以 3 次实验类原球茎鲜重平均值 标准偏差表示

3.1.2 氮源对类原球茎生长的影响

氮源是大多数植物细胞生长所需的另一类重要的矿物质营养元素。在固定 NH$_4^+$和 NO$_3^-$比例的条件下,考察了氮源总浓度对类原球茎生长的影响,结果表明,30mmol L^{-1}的氮源最适于类原球茎生长,浓度过高或过低对

生长均有不同程度的抑制作用(图 5-2)。

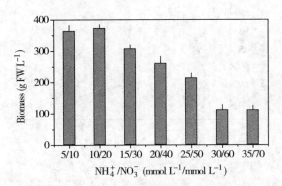

图 5-2　起始氮源总浓度对类原球茎生长的影响(35 g L^{-1} 的蔗糖为碳源)。

生长以三次实验类原球茎鲜重平均值 标准偏差表示。

选择 30mmol L^{-1} 总氮源浓度下进一步考察了氮源类型对类原球茎生长的作用,结果显示随着 NH$_4^+$ 与 NO$_3^-$ 比例的提高,类原球茎生长的抑制现象愈明显,当 NH$_4^+$ 浓度超过 25mmol L^{-1} 时,类原球茎几乎无生长;相反,含较高比例的 NO$_3^-$ 的培养基易于促进类原球茎生长,当仅以 30mmol L^{-1} 的 NO$_3^-$ 为单一氮源时,类原球茎生长量达到最大值(487.6 g FW L^{-1})(图 5-3)。

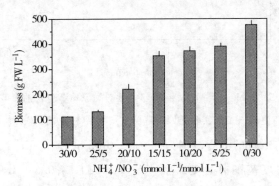

图 5-3　氮源类型对类原球茎生长的影响(固定总浓度 30 mmol L^{-1}、

35 g L^{-1} 的蔗糖为碳源)。生长以三次实验类原球茎鲜重平均值 标准偏差表示。

3.1.3　Ca^{2+}、Fe^{2+}、Mn^{2+} 和 Zn^{2+} 对类原球茎生长的影响

金属元素是植物细胞生长所需的一大类重要的矿物质元素。因此,在上述研究结果的基础上,本实验采用单因素与正交试验优化原理,考察了 Ca^{2+}、Fe^{2+}、Mn^{2+} 和 Zn^{2+} 对类原球茎生长的影响(图 5-4 和图 5-5)。单因素实验结果表明,当培养基中 Ca^{2+} 浓度过高或过低时,类原球茎生长受到明

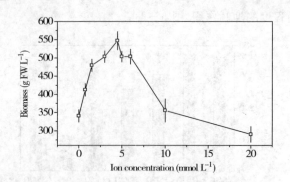

图 5-4 Ca^{2+} 浓度对类原球茎生长的影响。

生长以三次实验类原球茎鲜重平均值 标准偏差表示

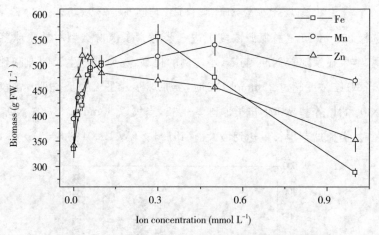

图 5-5 Fe^{2+}，Mn^{2+} 和 Zn^{2+} 浓度对类原球茎生长的影响。

生长以三次实验类原球茎鲜重平均值 标准偏差表示

显的抑制作用，适宜的浓度范围为 $3.0\sim6.0$ mmol L^{-1}。Fe^{2+}、Mn^{2+} 和 Zn^{2+} 的最适作用浓度范围分别为 $0.1\sim0.5$ mmol L^{-1}、$0.3-1.0$ mmol L^{-1} 和 $0.015\sim0.06$ mmol L^{-1}，当浓度过高时，类原球茎增殖缓慢，甚至死亡。为减少实验量并获得最佳浓度组合，在单因素实验确定的适合浓度范围内，运用正交实验优化原理对这四种金属离子做进一步浓度优化，因素水平见表 5-1。研究结果表明 0.5 mmol $L^{-1}Mn^{2+}$、0.06 mmol $L^{-1}Zn^{2+}$、4.5 mmol L^{-1} Ca^{2+} 和 0.1 mmol L^{-1} Fe^{2+} 的组合对类原球茎的增殖效果最好（表 5-2）。所有实验组结果分析见表 5-3，表明 4 种金属离子对类原球茎增殖影响大小的主次顺序为 $Mn^{2+}>Zn^{2+}>Ca^{2+}>Fe^{2+}$。理论计算的促进类原球茎生长的最优水平组合与实验得到的最优水平组合相符,且经验证得到的类原球茎培养 30 d 的收获量为 693 g FW L^{-1},生物量增加比优化前提高了 59.6%,比标准 1/2MS 培养基提高了 230%。

表 5 - 1　正交实验因素水平表

| Level | Factors（mmol L^{-1}） | | | |
	Ca^{2+} (A)	Fe^{2+} (B)	Mn^{2+} (C)	Zn^{2+} (D)
1	3.0	0.1	0.3	0.015
2	4.5	0.3	0.5	0.030
3	6.0	0.5	1.0	0.060

表 5 - 2　正交实验($L_9 3^4$)不同条件下类原球茎生长

| Run | Factors（mmol L^{-1}） | | | | Biomass (g FW L^{-1}) |
	Ca^{2+} (A)	Fe^{2+} (B)	Mn^{2+} (C)	Zn^{2+} (D)	
1	1 (3.0)	1 (0.1)	1 (0.3)	1 (0.015)	444.5 ± 14.0
2	1	2 (0.3)	2 (0.5)	2 (0.030)	537.4 ± 11.9
3	1	3 (0.5)	3 (1.0)	3 (0.060)	456.9 ± 22.5
4	2 (4.5)	1	2	3	683.1 ± 24.2
5	2	2	3	2	472.5 ± 18.7
6	2	3	1	1	417.7 ± 12.0
7	3 (6.0)	1	3	2	419.5 ± 15.0
8	3	2	1	3	472.5 ± 27.8
9	3	3	2	1	462.9 ± 15.8

表 5 - 3　正交实验悬浮培养条件下类原球茎生长结果分析

| Item | Harvest of PLBs in fresh weight (g FW L^{-1}) | | | |
	A	B	C	D
K_1	1438.8 ± 48.4 [a]	1547.1 ± 53.2	1334.7 ± 53.8	1325.1 ± 41.8
K_2	1573.5 ± 54.9	1482.4 ± 58.4	1683.4 ± 51.9	1429.4 ± 45.6
K_3	1354.9 ± 58.6	1337.7 ± 50.3	1349.1 ± 56.2	1612.7 ± 74.5

(续表)

Item	Harvest of PLBs in fresh weight (g FW L^{-1})			
	A	B	C	D
k_1(K$_1$/3)	479.6 ± 16.1	515.7± 17.7	444.9± 17.9	441.7± 13.9
k_2(K$_2$/3)	524.5± 18.3	494.1± 19.5	561.1± 17.3	476.5± 15.2
k_3(K$_3$/3)	451.6± 19.5	445.9± 16.8	449.7± 18.7	537.6± 24.8
R	72.9± 1.2 ^{b}	69.8± 0.9	116.2± 0.6	95.9± 10.9
Optimal level	2	1	2	3

a. $K_i^A = \sum$(growth index) at A_i ; $R_i^A = \max\{K_i^A/3\} - \min\{K_i^A/3\}$;

b. $R_i^A = \max(K_i^A) - \min(K_i^A)$ 。

3.2 HPS 合成的调控

3.2.1 优化后霍山石斛类原球茎生长与多糖合成的动态分析

图 5-6 显示了在优化生长培养基(蔗糖为 35g L^{-1}、KNO$_3$ 为 30mmol L^{-1}、Ca^{2+} 为 4.5mmol L^{-1}、Fe^{2+} 为 0.1mmol L^{-1}、Mn^{2+} 为 0.5mmol L^{-1} 和 Zn^{2+} 为 0.06mmol L^{-1}、其它同 1/2MS 培养基)上类原球茎的生长动态进程。结果表明,类原球茎生长启动快速,和优化前比较,持续增殖时间较长,最大生物量在 36 d,生物量增加比优化前提高 2.5 倍;类原球茎多糖含量在第 18 d 达到最大值,与优化前相比,多糖持续合成时间延长了 6 d,多糖产量在第 24 d 达到最大值 8.7g L^{-1}(图5-7);胞外可溶性糖水平变化和优化前相似,随着细胞生长速度的加快,胞内可溶性糖含量培养 12 d 后急剧降低,到第 24 d 下降到一较低水平(图 5-8),类原球茎多糖在第 18 d 后开始降解,综合细胞生长和多糖含量两项指标,多糖产量在第 24 d 后开始降低(图 5-7),推测第 18 d 后胞内可溶性糖量开始不足以维持细胞快速生长,24 d 后供给细胞生长的能源物质主要是多糖。因此,在培养第 24 d 后进行外源喂饲补加内源可溶性糖水平以阻止多糖降解满足类原球茎生长,将有可能获得高生长量和多糖的进一步合成,最终提高多糖产量。

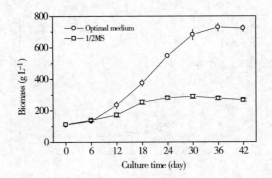

图 5-6 优化生长培养基和 1/2MS 培养基中类原球茎生长动态变化。
生长以类原球茎鲜重表示。数据以三次实验平均值 标准偏差表示。

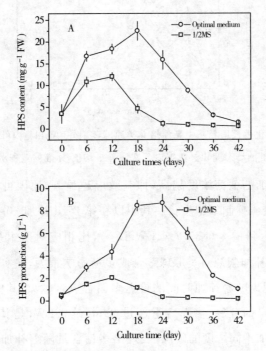

图 5-7 优化生长培养基和 1/2MS 培养基中多糖合成动态变化,以多糖含量
(A)和多糖产量(B)表示。数据以三次实验平均值 标准偏差表示。

3.2.2 培养过程中补加蔗糖对类原球茎生长和 HPS 合成的影响

不同浓度蔗糖选择不同时间的添加对类原球茎生长和多糖合均有显著
影响(图 5-9)。在培养的第 24 d、27 d 和 30 d 补加不同浓度的蔗糖,结果表
明当浓度分别超过 10、20 和 35g L^{-1}时,原球茎生长受到不同程度的抑制作

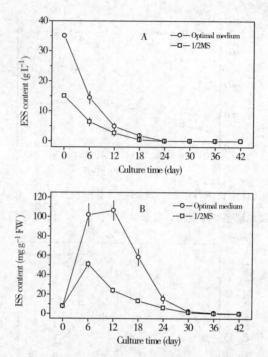

图5-8 优化生长培养基中悬浮培养类原球茎胞外(A)和胞内(B)可溶性糖
含量的动态变化。数据以三次实验平均值 标准偏差表示。

用,同一时间补加的蔗糖浓度越高,抑制效应越显著,原因可能是补加的蔗糖带来的高渗透压抑制细胞生长。其中以在第 27 d 补加 $20g\ L^{-1}$ 蔗糖组类原球茎收获量达到最大($839.7\ g\ FW\ L^{-1}$),比相应对照组提高了 $126.2g$ L^{-1}。不同时间补加碳源对类原球茎合成多糖影响很大,在实验选择的三个不同时间里表现出随着补加时间的推迟多糖合成量越大,其中在第 30 d 补加 50 或 $60g\ L^{-1}$ 的蔗糖,多糖含量超过 $29mg\ g^{-1}\ FW$,是其对照组的 9.8 倍;同一时间补加不同浓度的碳源,表现出多糖含量随着补加蔗糖浓度的增加而提高。综合细胞生物量和多糖含量两项指标考虑,多糖产量的变化趋势较为复杂,但在第 30 d 补加不同浓度的蔗糖组,多糖产量均高于 24 d 或 27 d 补加相应蔗糖浓度组,且多糖产量最大值在第 30 d 向培养基中补加 $50g\ L^{-1}$ 蔗糖时获得,达到 $22g\ L^{-1}$,比调控前提高了约 $20g\ L^{-1}$。补加的蔗糖转化为细胞干物质的转化率(Yc/s)与补加的蔗糖量呈反相关关系;随着补加时间的推迟,补加的蔗糖转化为多糖的转化率逐渐提高,当补加浓度超

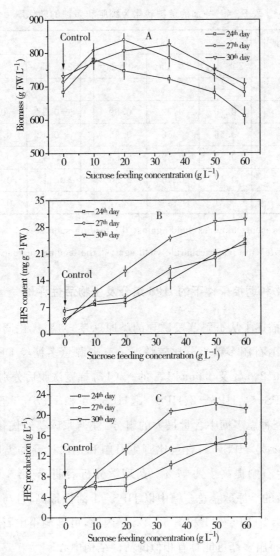

图 5 - 9　蔗糖补加对类原球茎生长和多糖合成的影响(补加继续培养 6 d 后与对照

比较)。A、B 和 C 为分别代表类原球茎产量、类原球茎中 HPS 含量、HPS 产量。

过 20g L^{-1} 时,转化为细胞干物质的转化率也随补加时间的延迟而提高;在

第 30 d 补加的蔗糖,当浓度超过 20g L^{-1} 时,转化为细胞干物质似乎主要是

多糖,其中在补加的蔗糖浓度为 50g L^{-1} 时,转化为多糖的量占了转化为细

胞干物质的 70%(表 5 - 4)。

表 5-4   补加的蔗糖转化为细胞和多糖的转化率

Sucrose feeding (g L^{-1})	Y(c/s)			Y(p/s)		
	24th day	27th day	30th day	24th day	27th day	30th day
0	——	——	——	——	——	——
10	0.79	0.72	0.69	-0.27	-0.05	0.15
20	0.56	0.66	0.65	-0.12	0.03	0.36
35	0.54	0.59	0.63	0.04	0.17	0.42
50	0.42	0.46	0.50	0.11	0.14	0.35
60	0.31	0.36	0.37	0.09	0.14	0.25

(1)Yc/s represents biomass yield against the feeding sucrose；

(2)Yp/s represents polysaccharide yield against the feeding sucrose.

3.3   优化和调控条件下的 HPS 组分及生物活性评价

图 5-10 描述了从石斛茎段诱导的类原球茎多糖、优化调控的类原球茎多糖与野生霍山石斛多糖组分比较情况。三来源总多糖经 DEAE-cellulose 柱利用 0、0.1、0.2、0.3 及 0.6mol L^{-1}的 NaCl 等梯度洗脱后分别获得 5 种不同组分的多糖 HPS-1、HPS-2、HPS-3、HPS-4 和 HPS-5 五个组分,其中 HPS-1 均是三种总多糖中含量最大的组分,且类原球茎经优化调控后,多糖含量的提高主要是 HPS-1,含量比野生石斛和茎段诱导的类原球茎中的都高,其中比野生石斛提高了约 47%。药理学分析表明,与第 3 章研究结果相似,优化调控后的类原球茎总多糖中以 HPS-1 活性最高,且与另两种来源的 HPS-1 活性相当(图 5-11 和图 5-12)。因此,可推测霍山石斛类原球茎多糖与野生霍山石斛多糖可能具有相似的活性结构中心。

4. 讨论

依据第 4 章的研究结果,霍山石斛类原球茎生长与多糖合成的非同步性,建立霍山石斛类原球茎生长和多糖合成高效表达的悬浮培养体系,宜采取"两段"培养法,第一阶段采用生长培养基,以促进生物量的迅速生成;第

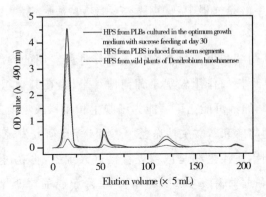

图 5-10　类原球茎 HPS 与野生药用霍石斛 HPS 的组分比较，由 DEAE-cellulose
　　　离子交换柱色谱分离获得（流动相为 0、0.1、0.2、0.3 和 0.6 M 的 NaCl）。

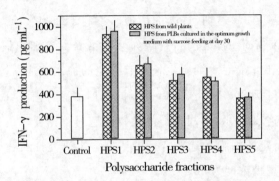

图 5-11　两种来源多糖相同组分（200 μg mL^{-1}）对小鼠脾细胞产生 IFN-γ 的比较。

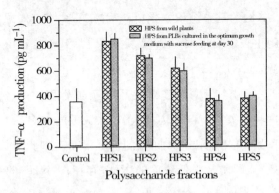

图 5-12　两种来源多糖相同组分（200 μg mL^{-1}）对小鼠腹腔巨噬细胞产生 TNF-α 的比较。

二阶段采用在培养后期补加蔗糖，以达到多糖的高效合成。生物量提高如
否是第一阶段的最终评价指标，细胞培养中，影响生物量大小的因素很多，
如碳源、氮源、金属元素、有机元素等，为获得较高产量的霍山石斛类原球

茎,本实验这悬浮培养过程中,重点考察了碳源、氮源和金属元素对类原球茎生长的影响。

(1)蔗糖、葡萄糖和果糖是植物组织培养过程常用的碳源,蔗糖促进霍山石斛类原球茎生长的作用较优于葡萄糖和果糖,在其他植物细胞培养中也有类似的现象,原因可能是蔗糖能为细胞生长提供较均衡的碳源,且降解的己糖易参与糖酵解和磷酸戊糖途径[7]。第4章已研究发现,类原球茎对培养基中蔗糖的利用途径主要是蔗糖先直接进入细胞,再在可溶性酸性蔗糖酶、碱性蔗糖酶和蔗糖磷酸合成酶的作用下,降解成葡萄糖和果糖供给细胞生长,已有报道蔗糖经蔗糖酶等降解产生的葡萄糖和果糖较外源添加等量的葡萄糖和果糖利于体细胞的生长发育[8]。培养基中起始高浓度的糖同甘露醇相似,也是一种渗透剂,过高的渗透压不利于细胞生长[4,5]。不同植物细胞生长对蔗糖要求的浓度不一样,如悬浮培养人参细胞最佳浓度为60g L^{-1},高于或低于此浓度对细胞生长均有一定的抑制效应[9];草莓细胞要求的最适生长浓度是30g L^{-1}[10];50g L^{-1}的蔗糖最适合南方红豆杉悬浮细胞生长[11]。研究结果提示,不同种类的植物细胞对蔗糖要求的生长浓度差别很大,宜根据特定的细胞系选择合适的浓度。本研究证实适于霍山石斛类原球茎生长的蔗糖浓度为35g L^{-1}。

(2)氮源是植物细胞生长所必需的一类矿物质元素,组成植物材料干物质的 $1.5\%-2.0\%$,约是整个植物蛋白含量的 16%[12]。外源供给的氮源类型和浓度对细胞生长影响很大,在本实验体系下,NO_3^- 是霍山石斛类原球茎生长较适的氮源,而 NH_4^+ 不利于其生长(图5-2和图5-3),类似现象在长春花愈伤组织[13]、云南红豆杉愈伤组织[14]和颠茄发根[15]等悬浮培养中也有观察到。导致这些现象可能的原因是:①Bensaddek(2001)[15]等认为 NH_4^+ 极易在细胞中积累,在不能快速被同化的情况下易对细胞造成细胞毒作用,甚至导致细胞死亡,即使是很低浓度的 NH_4^+ 存在;②NH_4^+ 的存在抑制细胞对 NO_3^- 的吸收,最终导致培养基酸化,抑制细胞生长[16]。第4章研究类原球茎氮源代谢时也有考察到,外源同时供给 NH_4^+ 和 NO_3^-,类原球茎优先利用 NH_4^+,同时 NH_4^+ 通过抑制硝态氮吸收运输系统 LAS(low-affinity system)和 HATS(high-affinity transport system)中的硝酸还原酶的活性表达来抑制类原球茎对 NO_3^- 的吸收利用,这可能是以 NH_4^+ 和 NO_3^- 为混合氮源培养基中类原球茎生长较以 NO_3^- 为单一氮源时差的原因。

(3)金属元素是植物细胞培养基的重要组成部分,在植物细胞生长发育过程中具有不同的生理功能,调节细胞生长。Ca^{2+} 对细胞生长的调节作用除作为营养元素外,还可能与它改变细胞细胞膜功能、作为信号分子激活 Ca^{2+} 依赖的激酶和发挥类似激素功能有关[17-20]。适合类原球茎生长的较适范围为 $3.0-6.0mmol\ L^{-1}$(图 5-4)。Fe^{2+}、Mn^{2+} 和 Zn^{2+} 是细胞生命活动中重要的微量金属元素[21-24],是多种代谢酶(如脱水酶、脱氢酶、过氧化物酶等)的重要辅助因子,参与氧化还原反应和核酸代谢,同时在生物体内参与调节氮代谢和光合作用[25],但在植物细胞离体培养时,它们在培养基中必须以微量的形式存在[24,26],否则会造成细胞中毒[27]。本研究也发现,过高或过低浓度的 Fe^{2+}、Mn^{2+} 和 Zn^{2+},类原球茎生长缓慢,甚至死亡,可能是它们与巯基结合使蛋白变性对细胞造成毒性作用所致[28]。正交实验设计是一种经典的实验优化方法,且已成功地应用与多种细胞培养条件优化[29,30],本实验采用此方法对考察的四种金属离子进行了优化,获得的最大生物量比优化前提高了 68.8%。

"两段培养"法的第二阶段是产物的合成阶段。为获得高产量的目的代谢产物,了解培养过程中细胞生长特性和目的代谢产物合成特性,确定蔗糖的补加时间十分重要。Wang(1999)等[11]研究了中国红豆杉悬浮培养细胞的生长特性和紫杉醇的合成特性,并建立了蔗糖的最适补加时间,大大提高了紫杉醇的产量。第 4 章已研究发现细胞能源物质一可溶性糖,是决定多糖合成的关键因素,在优化的生长培养基上表现出的类原球茎生长、多糖合成和可溶性糖消耗间的关系也进一步证实了这一结论,通过分析确定了蔗糖的补加时间在悬浮培养的后期(24d 后)。类似研究结果在利用植物细胞培养生产其他活性代谢产物中也有报道,如紫草素[31]、花青素[32]、紫杉醇[11,33]和蒽醌[6]等。

综上所述,本研究采用"两段培养"法建立的霍山石斛类原球茎生长和 HPS 合成的高效表达体系,类原球茎生长和 HPS 合成比优化前均有很大提高。第一阶段通过对碳源、氮源、Ca^{2+}、Fe^{2+}、Mn^{2+} 和 Zn^{2+} 的优化,确定了类原球茎生长的最佳培养基为 $35g\ L^{-1}$ 的蔗糖、$30mmol\ L^{-1}$ 的 KNO_3、

$0.5\text{mmol L}^{-1}\text{Mn}^{2+}$、$0.06\text{mmol L}^{-1}\text{Zn}^{2+}$、$4.5\text{mmol L}^{-1}\text{Ca}^{2+}$ 和 0.1mmol $\text{L}^{-1}\text{Fe}^{2+}$、其他成分同标准 1/2MS 培养基。第二阶段类原球茎在优化的生长培养基上培养 30 d 后，补加 50g L^{-1}的蔗糖能显著提高多糖合成，到培养的第 36 d 多糖产量达到 22g L^{-1}的蔗糖，比调控前提高了近 20g L^{-1}、比标准 1/2MS 培养基提高了 21.1g L^{-1}。在此体系下获得的霍山石斛类原球茎 HPS 含量高于野生石斛苗，且总多糖经分离纯化后，未检测出有新的多糖组分，提高的 HPS 产量主要是主要活性组分 HPS-1，同时两种来源的总多糖经分离纯化得到的不同级分多糖活性相当。本体系的建立，不仅能为研究霍山石斛多糖结构等提供丰富的原材料，而且为反应器大规模培养霍山石斛类原球茎替代野生霍山石斛药用及解决资源紧缺问题提供了前提基础和原始数据，研究方法为研究其他药用植物提供有益的借鉴。

参考文献：

[1] Shimomura K, Yoshimatsu K, Jaziri M, Ishiimaru K. Traditional medicinal plant genetic resources and biotechnology applications. Plant Biotechnology in Agriculture and Plant Genetic Resources for Sustainability and Productivity. (Series：Biotechnology Intelligence Unit) 1997. pp. 209.

[2] Collin HA. Secondary product formation in plant tissue cultures. Plant Growth Regulation,2001,34：119.

[3] Dubios M. Colormetric method for the determination of sugars and related substances. Analytical Chemistry. 1956,24:235.

[4] Do CB,Cormier F. Accumulation of anthocyanins enhanced by a high osmotic potential in grape (Vitis vinifera L.) cell suspensions. Plant Cell Reports,1990,9:143.

[5] Do CB,Cormier F. Accumulation of peonidin 3-glucoside enhanced by a high osmotic stress in grape (Vitis vinifera L.) cell suspensions. Plant Cell Tissue Organ Culture,1991,24:49.

[6] Komaraiah P, Kishor PB, Kavi CM, Magnusson KE, Mandenius CF. Enhancement of anthraquinone accumulation inMorinda

citrifolia suspension cultures. Plant Science,2005,168:1337.

[7] Stepan-Sarkissian G, Fowler M. W. The Metabolism and Utilization of Carbohydrates by Suspension Cultures of Plant Cells. InCarbohydrate Metabolism in Plant Cells; Morgan,M. J. , Ed. ; Plenum Press: New York and London,1986,pp 151.

[8] Tremblay L, Tremblay FM. Maturation of black spruce somatic embryos: sucrose hydrolysis and resulting osmotic pressure of the medium. Plant Cell,Tissue and Organ Culture,1995,42:39.

[9] Akalezi CO, Liu S, Li QS, Yu JT, Zhong JJ. Combined effects of initial sucrose concentration and inoculum size on cell growth and ginseng saponin production by suspension cultures of Panax ginseng. Process Biochemistry ,1999,34:639.

[10] Tsukasa M,Sakurai M. Effects of riboflavin and increased sucrose on anthocyanin production in suspendedstrawberry cell cultures. Plant Science,1995,110:147.

[11] Wang HQ, Yu JT, Zhong JJ. Significant improvement of taxane production in suspension cultures ofTaxus chinensis by sucrose feeding strategy. Process Biochemistry,1999,35: 479.

[12] Frink CR, Waggoner PE, Ausubel JH. Nitrogen fertilizer: retrospect and prospect. TheProceeding of National Academy of Science USA ,1999,96:1175.

[13] Panda AK, Mishra S, Bisaria VS. Alkaloid production by plant cell suspension cultures ofHolarrhena antidysenterica: I. Effect of major nutrients. Biotechnology and Bioengineering, 1992, 39:1043.

[14] Chen YC, Yi F,Cai M,Luo JX. Effects of amino acids,nitrate,and ammonium on the growth and taxol production in cell cultures ofTaxus yunnanensis. Plant Growth Regulation,2003,41:265.

[15] Bensaddek L,Gillet F,Saucedo J,Fliniaux M. The effect of nitrate and ammonium concentrations on growth and alkaloid

accumulation of Atropa belladaonna hairy roots. Journal of Bio-technology,2001,85:35.

[16] Crawfordnm. Nitrate: nutrient and signal for plant growth. Plant Cell,1995,7:859—868.

[17] Elena A,Gunter YS,Ovodov. . Effect of calcium,phosphate and nitrogen on cell growth and biosynthesis of cell wall polysaccharides bySilene vulgaris cell culture. Journal of Biotech-nology. 2005,117:385.

[18] Konno H,Nakashima S,Maitani T,Katoh K. Alteration of pectic polysaccharides in cell walls, extracellular polysaccharides, and glycan-hydrolytic enzymes of growth-restricted carrot cells under calcium deficiency. Physiologia Plantarum,1999,107:287.

[19] Wiren N, Gazzarrini S, Gojon A, Frommer WB. Themolecular physiology of ammonium uptake and retrieval. Current Opinion in Plant Biology,2000,3:254.

[20] Karin B,Helga N. The controlling influence of ADP, ATP and Magnesium on the activities of adenylate kinase,ATP synthase, ADP/ATP translocator and the mitochondrial respiration in plant. Plant Science,1997,128:85.

[21] Shier WT. Metals as toxins in plants. Journal of Toxicology-Toxin Reviews,1994,13: 205—216.

[22] Welch RM. The biological significance of nickel. Journal of Plant Nutrition,1981,31:345.

[23] Clairmont KB, Hugar WG, Davis EA. Manganese toxicity to chlorophyll synthesis in tobacco callus. Plant Physiology, 1986, 80:291.

[24] Bruland KW,Donat JR, Hutchins DA. Interactive influences of bioactive metals on biological production in oceanic waters. Limnol. Oceanogr,1991,36:1555.

[25] Shier WT. Metals as toxins in plants. Journal of Toxicology-

Toxin Review,1994,13:205.

[26] Dodds JH,Roberts LW. Experiments in plant tissue culture,2nd ed,University Press,Cambridge,1985,pp. 42.

[27] Foy CD,Chaney RL,White MC. The physiology of metal toxicity in plants. Annual Review of Plant Physiology,1978,29:511.

[28] Chakravarty B,Srivastava S. Effect of cadmium and zinc on metal uptake and regeneration of tolerant plants in linseed. Agriculture Ecosystems Environment,1997,61:45.

[29] Li Y,Chen J,Lun SY,Rui XS. Efficient pyruvate production by a multi-vitamin auxotroph ofTorulopsis glabrata: key role and optimization of vitamin levels. Applied Microbiology and Biotechnology,2001,55:680.

[30] Lee MT, Chen WC, Chou CC. Medium improvement by orthogonal array designs for cholesterol oxidase production by-Rhodococcus equi No. 23. Process Biochemistry,1997,32:697.

[31] Srinvasan V,Ryu DDY. Improvement of shikonin productivity in Lithospermum erythrorhizon cell cultures by alternating carbon and nitrogen feeding strategy. Biotechnology and Bioengineering,1993,42:793.

[32] Zhong JJ and Yoshida T. High-density cultivation of Perilla frutescens cell suspensions foranthocyanin production: Effects of sucrose concentration and inoculum size. Enzyme and Microbial Technology,1995,17:1073.

[33] Dong HD,Zhong JJ. Enhanced taxane productivity in bioreactor cultivation of Taxus chinensis cells by combining elicitation, sucrose feeding and ethylene incorporation. Enzyme and Microbial Technology,2002,31:116.

第6章 霍山石斛活性
多糖的分离纯化及结构表征*

　　多糖是由 10 个以上单糖通过糖苷键连接而成的高分子聚合物,不仅作为
生物体的结构物质和能量贮存物质,而且具有广泛的生物活性,表现出提高机
体免疫力、抗病毒、抗凝血、抗肿瘤等多种功效。不同来源的多糖具有不同的
生物活性,多糖的一级结构是决定其性质的主要因素。近年来,多糖的构效关
系已经成为多糖研究领域的热点,研究表明多糖的药理活性与其主链糖残基
组成、连接方式、异头物构型、支链的分枝度和长度及其取代位置、分子大小等
一级结构特性密切相关[1],大多数以(1→3)-β-D-葡聚糖为主链,并沿主链随机
分布由 β-(1→6)糖苷键连接的葡萄糖残基的多糖具有抗肿瘤活性,如香菇多
糖、黑木耳多糖[2],且含糖醛酸的酸性多糖多数表现出较强的调节机体免疫功
能的作用[3]。尽管历代本草和现代药理学研究表明药用石斛的功效和其多糖
密切相关,但关于多糖的分离纯化与结构鉴定的研究较少,到目前为止只是对
铁皮石斛、石斛进行了研究,霍山石斛活性多糖的研究还没有报道。本章目的
是对霍山石斛类原球茎多糖主要活性组分 HPS-1 进行系统的分离纯化,并
对组成均一的主要活性组分采用紫外光谱(Ultraviolet,UV)、傅立叶变换红外
光谱(Fourier transform infrared,FT-IR)、核磁共振波谱(Nuclear magnetic
resonance,nmR)、气相色谱(Gas chromatography,GC)、气相色谱-质谱(Gas
chromatography-Mass spectrum,GC-MS)、高碘酸氧化、Smith 降解和甲基化分
析等物理化学方法进行结构表征,比较分析与其它多糖结构的不同为探讨活
性多糖的构效关系奠定基础。

---

* 本章部分内容发表于 Carbohydrate Polymers,2007,69(1).

1. 实验材料

1.1　霍山石斛类原球茎

类原球茎按第 2 章建立的方法进行诱导、保存。悬浮培养时采用第 5 章优化的培养基(含 35g L^{-1} 的蔗糖、30mmol L^{-1} 的 KNO$_3$、0.5mmol L^{-1} Mn^{2+}、0.06mmol L^{-1}Zn^{2+}、4.5mmol L^{-1} Ca^{2+} 和 0.1mmol L^{-1} Fe^{2+}、其他成分同标准 1/2MS 培养基),培养 30 d 后补加 50g L^{-1} 的蔗糖,继续培养 6 d 后收获类原球茎供多糖提取。培养条件同第 5 章实验方法 2.1。

1.2　主要试剂

Sephadex G100	Sigma 公司
Sephadex G75	Sigma 公司
Sephadex G25	Sigma 公司
Sephacryl S200	Amersham Pharmacia 公司
DEAE-Cellulose	Sigma 公司
三甲基氯硅烷 CP	上海试剂一厂
六甲基二硅胺烷 CP	上海试剂一厂
吡啶 CP	广东汕头西陇化工厂
二甲亚砜 CP	amresco 试剂
标准葡聚糖 BR	Fluka
Blue dextranBR	Fluka
三氟乙酸 CP	上海医药(集团)化学试剂公司
高碘酸钠 AR	上海医药(集团)化学试剂公司
碘酸钠 AR	上海医药(集团)化学试剂公司
氢化钙 AR	国药集团化学试剂有限公司
硼氢化钠 AR	国药集团化学试剂有限公司
3A 分子筛 AR	上海生物工程有限公司

N-甲基咪唑 AR　　　　上海三维实业有限公司

1.3　主要仪器

冷冻干燥仪　　　　　　北京德天佑科技发展公司
红外分光光谱仪　　　　PE Paragon 1000 FT 型 Japan
气相色谱仪　　　　　　GC-9A Shimadzu　Japan
气相色谱-质谱联用仪　TRACE GC2000/TRACE MS　USA
核磁共振仪　　　　　　Bruker Avance AV400
高速冷冻离心机　　　　上海安亭科学仪器厂
真空干燥箱　　　　　　南京索特干燥设备厂
自动分部收集器　　　　上海青浦沪西仪器厂
电脑恒流泵　　　　　　上海沪西分析仪器厂
紫外可见分光光度计　　北京瑞利分析仪器公司
数字式旋光仪　　　　　上海博讯实业有限公司
旋转蒸发仪　　　　　　上海亚荣生化仪器厂
真空泵　　　　　　　　巩义市英予华仪器厂
高效液相色谱　　　　　Waters 公司
电子扫描电镜 X-650　日本日立公司
Ultrahydrogel TM column
(7.8×300 mm)　　　　Waters 公司
Ultrahydrogen TM 500 column
(7.8×300 mm)　　　　Waters 公司

2.　实验方法

2.1　HPS 的提取和 DEAE-Cellulose 分级分离

HPS 按第 3 章实验方法 2.1 和 2.2 进行提取和蛋白脱除,再按 2.3 进行分级分离,收集活性组分 HPS-1,冷冻干燥后进一步分离纯化。

2.2　HPS－1 的凝胶渗透色谱纯化

HPS－1 按图 6-1 程序进行纯化。自然沉降法装 Sephacryl S－200 (1.6 cm×60 cm)、Sephadex G－75(1.6 cm×60 cm)和 Sephadex G－100 (1.6 cm×60 cm)色谱柱,脱气,0.1mol L^{-1}的磷酸盐缓冲液平衡 Sephacryl S－200 柱 24 h,ddH$_2$O 平衡 Sephadex G－75 和 Sephadex G－100 色谱柱 24 h,流速为 0.2mLmin^{-1}。取 10mg HPS－1 粉末溶于双重蒸馏水中,上 Sephacryl S－200(1.6 cm×60 cm)色谱柱,0.1mol L^{-1}的磷酸盐缓冲液洗脱,从进样开始用自动部分收集器自动收集洗脱液,每 10min 接收 1 管,苯酚硫酸比色法跟踪检测每管中的多糖含量,以洗脱管数为横坐标,吸光值为纵坐标,作 Sephacryl S－200 凝胶色谱柱洗脱曲线。集中主峰部分的收集液真空浓缩,冷冻干燥,得主组分 HPS－1B。HPS－1B 粉末 10mg 溶于双蒸水,过 Sephadex G－75(1.6 cm×60 cm)色谱柱,双重蒸馏水为流动相,根据糖含量测定结果合并相同级分,得主组分 HPS－1B2,浓缩、冻干得 HPS－1B2 粉末。10mg HPS－1B2 并溶于双蒸水,过 Sephadex G－100(1.6 cm×60 cm)色谱柱,洗脱条件同 Sephadex G－75 色谱柱,自动部分收集器分步收集,根据结果合并相同级分,浓缩、冻干得霍山石斛均一多糖 HPS－1B23。

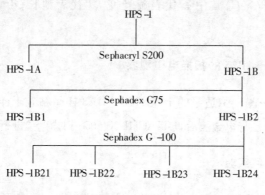

图 6-1　类原球茎多糖 HPS－1 分离纯化流程图

2.3　多糖组分活性测定

参照第 3 章实验方法 2.4～2.8。

2.4 多糖的纯度及摩尔分子量测定

采用高效凝胶渗透色谱法(HPGPC)。多糖在凝胶柱上的洗脱体积或保留时间与其分子量密切相关,在一定分子量范围内,洗脱体积或保留时间与其分子量的对数呈线性关系。样品及标准多糖 Dextran standard 系列样品分别经高效液相凝胶渗透色谱分析:仪器为 Waters-2690 型 HPLC 主机,配置 Waters-2410 型示差折光检测器;分析柱为 Ultrahydrogel™ 2000 和 Ultrahydrogel™ 250(7.8 mm×30cm)串联柱,以 0.005 M 的 KNO₃ 溶液为流动相,流速为 1.0mL/min,折光检测器灵敏度为 4,柱温为 34℃。根据峰型分布判断样品纯度,由标准多糖的分子量对数与保留时间求得标准曲线:lgMW = −0.43356T+6.9295,其中 T 为保留时间,R 为 0.9999,再由标准曲线求得多糖分子量。

2.5 HPS−1B23 的比旋光度的测定[4]

准确称取各多糖样品适量,用蒸馏水溶解定容于 2mL 容量瓶中,在数字式旋光仪上直接读取旋光度,测定温度为 20±0.1 ℃,通过以下公式计算各样品的比旋光度:

$[\alpha] = \alpha/(l \times C)$ 其中 α 代表旋光度 、l 代表池长(dm)、C 代表浓度(gmL^{-1})

2.6 HPS−1B23 的扫描电镜观察

参照文献方法[5]:取适量的干燥 HPS−1B23 样品粘着于样品台上,置于离子溅射仪中镀一层导电金膜后,HITACHI X−650 扫描电镜进行观察和拍照。

2.7 刚果红实验

参照文献方法[6]:将 10mg HPS−1B23,溶于 2mL 双重蒸馏水中,再加入 2mL 80μgmL⁻¹ 的刚果红试剂,再逐渐加入 1mol L⁻¹ 的 NaOH,使溶液的 NaOH 浓度由 0 逐渐升高到 0.5mol L⁻¹,取溶液进行紫外扫描,测得各 NaOH 浓度条件下的最大吸收波长。以 NaOH 浓度为横坐标,最大吸收波长为纵坐标作图。

2.8　紫外光谱分析

HPS－1B23 水溶液(0.5mgmL^{-1})在紫外可见分光光度计上扫描,波长范围在 190～400nm,同时 HPS－1B23 水溶液经苯酚－硫酸比色法显色后,在紫外可见分光光度计上于 190nm－700nm 扫描。

2.9　HPS－1B23 单糖组成成分分析

10mg HPS－1B23 样品置于安培瓶中,用 2mol L^{-1} 的三氟乙酸(TFA)溶解,封管,于 120℃油浴中水解 2 h,冷却至室温,并虑去残渣,用少量水洗涤残渣 2 次,合并虑液,减压蒸干,再加少量水洗涤 TFA,减压蒸干以除去残存的 TFA。向水解物中加入 0.4mL 吡啶溶解后,迅速加入 0.8mL 六甲基二硅氨烷和 0.4mL 三甲基氯硅烷,振荡在 50℃条件下反应 15min,制备成的三甲基硅醚衍生物用气相色谱－质谱联用仪(GC－MS)进行分析。GC－MS 条件:石英毛细管柱 HP－5 (30 m×0.25 mm×0.25 μm);柱温为 50℃→10℃/min→250℃,20min;进样口温度为 260℃,He 流速为 1mLmin^{-1};离子源:EI,70 eV;分子量范围:35～650。

另取 10mg HPS－1B23 样品按上述方法制备成的三甲基硅醚衍生物后,用气相色谱(GC)进行分析,根据 GC 分析中各峰面积算出单糖组成的摩尔比。GC 分析条件:分析柱为毛细管柱 OV－225(0.25 mm×28 m i.d.);氢火焰离子化检测器;柱温为 180℃→4℃/min→250℃,5min;检测器和进样口温度均为 250℃;氢气流量为 20mLmin^{-1},空气流量为 300mL/min,氮气流量为 20mLmin^{-1}。

2.10　红外光谱分析

取 1～2mg 多糖样品,与 KBr 研磨混合后压片,采用 PE Paragon 1000 FT 型傅立叶变换红外光谱仪扫描分析,扫描范围为 4000 cm^{-1}～400 cm^{-1}。

2.11　高碘酸氧化反应

根据 Alfred 等的方法建立碘酸钠消耗量标准曲线[7]:分别配制 0.15mol L^{-1} 的高碘酸钠和碘酸钠溶液 50mL,各取适量高碘酸钠和碘酸钠溶液以 5∶0、4∶1、3∶2、2∶3、1∶4 和 0∶5(V/V)混合,取混合液 0.5mL 置于 100mL 容量瓶中用水稀释至刻度,在 223nm 处测定吸光值,以混合后 溶液中的的高碘酸钠的浓度(mol L^{-1})为横坐标,以吸光值为纵坐标,得高 碘酸钠消耗量的标准曲线。

取 HPS−1B23 15mg 溶于 20mL 0.015mol L^{-1} 的高碘酸钠溶液中,于 4℃暗 处恒温氧化。间隔 6h 取样,每次 0.5mL,置 100mL 容量瓶中,用水稀释至刻度, 223nm 处测定吸光值,直至吸光值趋于稳定。通过标准曲线计算每摩尔糖残基 消耗高碘酸的量。同时取 0.5mL 上述样品,加两滴乙二醇,放置 20min,以酚酞 为指示剂,用 0.0086mol L^{-1} 的 NaOH 标准液标定甲酸的生成量。

2.12 Smith 降解反应

经高碘酸氧化后的多糖溶液,加入 1.0mL 乙二醇,混匀后室温放置 2 h 以还原剩余的高碘酸。自来水透析 48 h,再用蒸馏水透析 48 h,减压浓缩, 加入 80mg 硼氢化钠(NaBH$_4$),搅拌均匀后室温暗处放置 24 h 以还原多糖 醛。0.1mol L^{-1} 乙酸调 pH 至 5.0,对自来水透析 48h,蒸馏水透析 48h,减 压蒸干。加入 2.0mol L^{-1} 的三氟乙酸 2mL,封管,于 120℃油浴中水解 2 h, 减压蒸干,加适量甲醇,减压蒸干,重复 2 次以除尽三氟乙酸。置真空干燥箱 减压干燥过夜。与前述单糖组成分析样品处理过程同样进行样品衍生化反 应处理,生成糖的三甲基硅烷化衍生物,同时将葡萄糖、甘露糖、赤藓醇、甘 油及乙二醇标准品同样衍生化后作为外标,用 GC−MS、GC 进行定性、定量 分析。分析方法同 2.9。

2.13 多糖甲基化分析

甲基化试剂预处理:①碘甲烷用无水 CaCl$_2$ 干燥 24h,滤去 CaCl$_2$,滤液 于旋转蒸发器上收集 41℃～43℃馏分;②二甲亚砜 DMSO:加入氢化钙于 90℃下回流 24 h,减压蒸馏并收集 88℃～90℃馏分;③1～2g 氢氧化钠颗粒 在充满氮气的条件下迅速研磨制备干燥的氢氧化钠粉。

甲基化反应按 Needs 和 Selvendran 方法[8],略有改动:称取 18mg HPS− 1B23,加入 0.1mL 水使其完全溶解,加入 3mL DMSO,充分混合。加入 2mL 3A 分子筛,密封容器,振荡,使分子筛与溶液充分接触,于干燥器中放置 24 h,

期间取出容器振荡几次，以除尽水分。在干燥环境中用滤纸将 DMSO 溶液过滤至反应瓶中，并用 1mL 的 DMSO 洗涤分子筛，得到约 2mL 滤液。滤液中加入 50mg 氢氧化钠粉末，充入氮气，室温下超声波作用 10min。加入 0.5mL 碘甲烷，充入氮气，室温下超声波作用 60min。加 1mL 水终止反应，加 1mol L^{-1} 的乙酸中和，对水透析，冷冻干燥，红外光谱检测是否甲基化完全。

甲基化多糖用 2mol L^{-1} 的 TFA 在 120℃ 油浴中水解 1 h，然后于 40℃ 下减压蒸干。加入 4mL 新配的 0.5mol/L 的硼氢化钠（溶于 2mol L^{-1} 氨水），60℃反应 60min，加 1mL 丙酮终止反应，于 40℃减压蒸干。加 0.5mL 乙酸溶解残留物，然后加入 2mL 乙酸乙酯和 6mL 乙酸酐，混合后，加入 0.2mL 70%高氯酸，室温下反应 10min。冰浴冷却，加入 10mL 水，然后加入 0.4mL N—甲基咪唑，反应 5min。加 2mL 二氯甲烷进行萃取，相分离后取二氯甲烷相，用 GC—MS、GC 进行分析。分析条件同 2.9。

2.14　多糖的部分酸水解分析

称取 20mg 的 HPS—1B23 多糖样品，加入 0.05mol L^{-1} 的三氟乙酸溶液，封管，95℃水解 16 h，按 2.13 方法制备成部分甲基化糖醇乙酸酯衍生物，并按上述条件进行 GC—MS、GC 定性、定量分析。分析方法同 2.9。

2.15　多糖的核磁共振波谱分析

取 20mg 多糖 HPS—1B23 样品，溶于重水，于 Bruker Avance AV 400 型核磁共振波谱仪上检测，以丙酮为内标测定^{1}HnmR(δ 2.23)和^{13}CnmR(δ 31.07)。

3. 实验结果

3.1　霍山石斛多糖的凝胶柱色谱分离纯化

类原球茎多糖经提取分离后，HPS—1 为主要活性组分且含量最高，取 HPS—1 进行纯化。收集上述 HPS—1 的洗脱液，合并浓缩后，联合运用 Sephadex G—25 柱(1.6 cm×60 cm)脱盐和半透膜透析脱盐，然后上 Sephacryl

S—200 凝胶色谱柱(1.6 cm×60 cm)进行分离纯化。HPS—1 用 Sephacryl S—200 凝胶柱色谱分离,从洗脱曲线上可看到 2 个峰(图 6-2),其中洗脱体积在 40mL～56mL 的峰命名为 HPS—1A,含量较低,约为总量的 8%;洗脱体积在 64mL～120mL 的峰命名为 HPS—1B,是 HPS—1 的主要组分,约占总量的 92%。药理学研究证明虽然 HPS—1A 能显著促进小鼠脾细胞和腹腔巨噬细胞分别产生 IFN—γ 和 TNF—α,但多糖 HPS—1B 的效果更显著(表 6-1)。

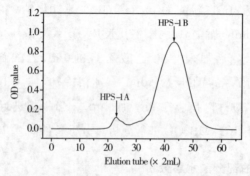

图 6-1 类原球茎多糖 HPS—1 的 Sephacryl S—200 凝胶渗透色谱纯化;
流动相为 0.1 mol L—1 的磷酸盐缓冲液

HPS—1B 分别经 Sephadex G—25 凝胶柱脱盐和透析袋透析脱盐纯化,浓缩、冷冻干燥。称取 10mg HPS—1B 多糖粉末,并溶于双重蒸馏水,过 Sephadex G—75 凝胶渗透色谱柱,双重蒸馏水为流动相,分离纯化色谱图见图 6-3。从图可看出,HPS—1B 经 Sephadex G—75 分离纯化后得两个组分 HPS—1B1 和 HPS—1B2,分别集中在洗脱体积 50mL～80mL 和 90mL～104mL 之间。其中 HPS—1B2 是主要组分,含量约是 HPS—1B1 的 2 倍。药理学研究表明 HPS—1B2 的活性较 HPS—1B1 强(表 6-1)。

主组分 HPS—1B2 经冷冻干燥得粉末,称取 10mg 溶于双重蒸馏水,并过 Sephadex G—100 凝胶渗透色谱柱,分离纯化结果见图 6-4 和图 6-5。结果表明,HPS—1B2 含 4 个组分,分别分布在洗脱体积为 78mL～88mL、96mL—106mL、110mL—146mL 和 150mL—170mL 范围之间。除组分 HPS—1B23 之外,其它组分含量均较少。活性研究表明 4 个组分中以 HPS—1B23 活性最强,细胞培养上清中 IFN—γ 和 TNF—α 的浓度分别达到 1273.6 pgmL^{-1} 和 1130.4 pgmL^{-1}(表 6-1)

表6-1 HPS-1经凝胶渗透色谱(Sephacryl S-200,Sephadex G-75,Sephadex G-100)分离纯化各级组分的生物学活性

Fractions	Sephacryl S-200		Sephadex G-75		Sephadex G-100	
	IFN-γ	TNF-α	IFN-γ	TNF-α	IFN-γ	TNF-α
HPS-1A	798.5±59.6	1121.1±89.7				
HPS-1B	1268.4±150.1	1432.1±106.3				
HPS-1B1			601.2±56.3	981.3±68.4		
HPS-1B2			1298.2±87.6	1356.4±87.6		
HPS-1B21					763.2±76.3	786.4±59.8
HPS-1B22					1273.6±148.6	1130.4±78.6
HPS-1B23					423.1±89.7	898.5±84.3
HPS-1B24					984.1±189.2	654.3±59.6

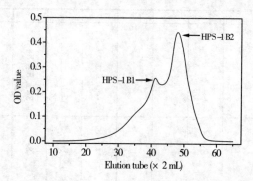

图 6-3 类原球茎多糖 HPS-1B 的 Sephadex G-75 凝胶渗透色谱纯化;
流动相为双重蒸馏水

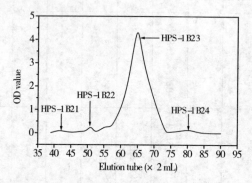

图 6-4 霍山石斛多糖 HPS-1B2 的 Sephadex G-100 凝胶渗透色谱纯化;
流动相为双重蒸馏水(图中标注)

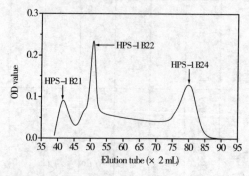

图 6-5 霍山石斛多糖 HPS-1B2 经 Sephadex G-100 凝胶渗透色谱纯化分离获
得含量较小的组分 HPS-1B21、HPS-1B22 和 HPS-1B24 的局部放大图。

3.2　类原球茎多糖 HPS－1B23 纯度和分子量鉴定

多糖是一种高分子化合物,存在微观不均一性,因此,多糖的纯度通常不能以小分子化合物的纯度标准来衡量。多糖的纯度代表了某一多糖相似链长的平均分布。常见的测定多糖纯度的方法有以下几种:高效液相凝胶渗透色谱(HPGPC)、旋光光度法、高压纸上电泳、毛细管电泳和超高速离心法。其中,高效液相凝胶渗透色谱法具有操作方便,省时和准确度高等优点,应用较为广泛。一般来说,在凝胶柱填料的排阻限内,HPGPC 谱中呈现窄的单一对称峰的多糖组分可被认为是纯多糖[9,10]。高效液相凝胶渗透色谱分析显示经 Sephadex G－100 分离纯化得到的 HPS－1B23 多糖组分为单一对称峰,表明该组分为均一组分。图 6－6 为 HPS－1B23 多糖的高效凝胶渗透色谱图。根据由标准分子量葡聚糖测定的标准曲线(图 6－7)求得该多糖分子量为 22000 Da。

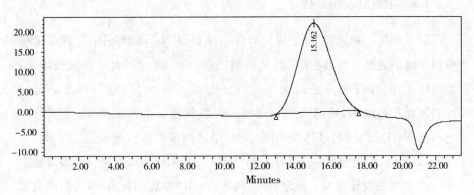

图 6－6　类原球茎多糖 HPS－1B23 的高效凝胶渗透色谱图

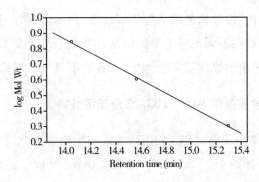

图 6－7　高效凝胶渗透色谱的多糖分子量标准曲线

3.3 类原球茎多糖 HPS－1B23 比旋光度的测定

准确称取 HPS－1B23 样品适量,定容于 2mL 蒸馏水中,在数字式自动旋光仪上读取旋光度,按本章 2.5 所述公式计算该多糖溶液的比旋光度为 ＋130.7。

3.4 类原球茎多糖 HPS－1B23 的表观形态学观察

经 Sephadex G－100 凝胶色谱柱分离纯化得到的 HPS－1B23 多糖组分水溶液,冷冻干燥为白色絮状固体粉末(图 6-8)。图 6-9 是类原球茎糖 HPS－1B23 的 SEM 照片,电镜扫描图片显示该多糖呈蜂窝状,说明霍山石斛多糖在相互聚集是不具有一定的方向性,同时这种特殊的蜂窝状结构也提示霍山石斛多糖可能还是一种良好的生物载体。

3.5 刚果红实验分析

刚果红是一种染料,分子式为 $C_{32}H_{22}N_6O_5S_2Na_3$,能与具有三螺旋链构象的多糖形成络合物,同刚果红试剂相比较,络合物的最大吸收波长增大,发生红移,同时吸收波长的大小受溶液中 NaOH 浓度的影响,在一定的 NaOH 浓度范围内,该络合物表现出最大吸收波长的特征变化(变成紫红色),当 NaOH 浓度超过 0.3mol L^{-1} 时,络合物最大吸收波长急剧下降[11]。图 6-10 显示了类原球茎多糖 HPS－1B23 与刚果红形成的络合物随溶液中 NaOH 浓度的变化关系。结果表明,随着 NaOH 浓度的提高,络合物的最大吸收波长逐步减小,当浓度超过 0.5mol L^{-1} 时,最大吸收波长几乎没有变化。与刚果红相比,络合物的减小趋势较缓慢,尚未表现出具有三股螺旋结构的多糖与刚果红在不同碱度下形成的络合物所表现出的最大吸收波长的特殊变化趋势,说明类原球茎多糖 HPS－1B23 不具有三股螺旋结构。

3.6 类原球茎多糖 HPS－1B23 紫外光谱分析

类原球茎多糖 HPS－1B23 利用高效液相凝胶渗透色谱测定分子量时,已用紫外监测器分别于 280nm、260nm 和 210nm 处做了定性检测,在色谱图上均未发现明显的吸收。为了进一步分析确证 HPS－1B23 的结构性能,

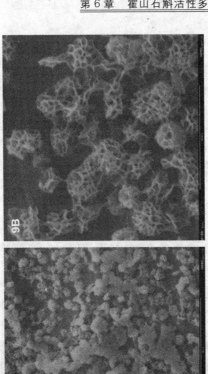

图 6-9　类原球茎多糖HPS-1B23的电镜扫描图

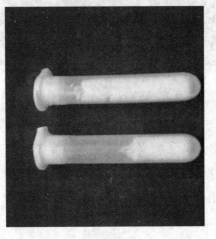

图 6-8　类原球茎多糖HPS-1B23粉末形态

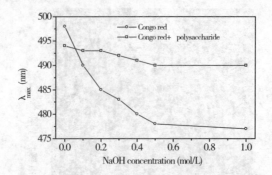

图 6-10　刚果红与多糖 HPS-1B23 混合液在不同浓度 NaOH 下的最大吸收波长

　　将其配成 $0.5\,mgmL^{-1}$ 的水溶液,在紫外可见分光光度计上进行扫描分析。图 6-11 为 HPS-1B23 水溶液在 190nm～400nm 之间的扫描图谱。从图可以看到 HPS-1B23 除了在 196nm 处有强吸收峰外,包括 280nm、260nm 和

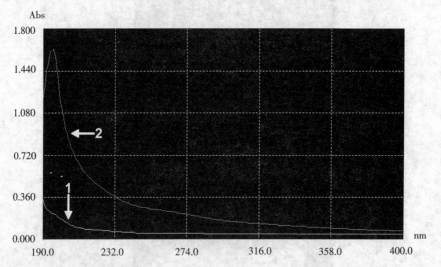

图 6-11　类原球茎多糖 HPS-1B23 的紫外光谱。'1'是对照组双重蒸馏水的紫外
吸收曲线;'2'是多糖 HPS-1B23 的紫外吸收曲线。

210nm 在内的其他波长处均无吸收峰,表明该多糖中不含蛋白质和核酸等物质。对照双重蒸馏水在 λ196nm 处没有吸收峰,表明和 HPS-1B23 在此处的吸收是由自身的基团引起的。HPS-1B23 水溶液经苯酚-硫酸法显色后,于紫外可见分光光度计上进行 190nm～700nm 之间的光谱扫描,从扫描图可以明显看出该多糖经显色后在 λ490nm 处有较强的糖的特征吸收峰(图 6-12)。

此外在 190nm～300nm 之间有很明显的吸收峰,看起来像是有蛋白和核酸,但是对照双重蒸馏水同样进行苯酚－硫酸反应后,同样在此范围内有很强的吸收峰,表明此范围内的强吸收信号是由溶剂、反应试剂浓硫酸或苯酚产生的,进一步表明 HPS－1B23 中不含蛋白和核酸等物质。

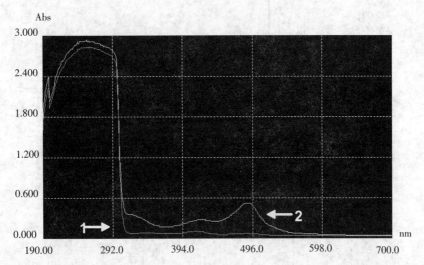

图 6－12　类原球茎多糖 HPS－1B23 与苯酚－硫酸显色后的紫外光谱。'1'是对照组双重蒸馏水反应后的紫外吸收曲线;'2'是多糖 HPS－1B23 反应后的紫外吸收曲线。

3.7　类原球茎多糖 HPS－1B23 单糖组成成分分析

HPS－1B23 经 2 M 的 TFA 全水解,并衍生化为三甲基硅醚衍生物。上 GC－MS 和 GC 分析,在 GC 和总离子流色谱图(TIC)图谱上能明显看到三个主要峰,保留时间分别为 9.708min、10.612min 和 11.415min(图 6－13),这三个峰面积占了所有色谱峰总面积的 90% 以上,它们分别代表甘露糖、葡萄糖和半乳糖,其保留时间和质谱图数据与标准葡萄糖和甘露糖的三甲基硅醚衍生物完全一致。研究结果提示分离纯化得到的均一多糖由甘露糖、葡萄糖和半乳糖组成,三者的分子摩尔比为 8∶31∶10。图 6－14、6－15、6－16 分别为 HPS－1B23 的 TIC 色谱图在 9.708、10.612 和 11.415min 处的质谱图,其他在总离子流色谱图(TIC)图谱上未经 EI－MS 图说明的均为杂质峰。

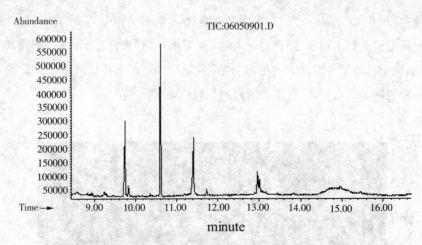

图 6-13　多糖 HPS-1B23 三甲基硅醚衍生物的总离子流色谱图

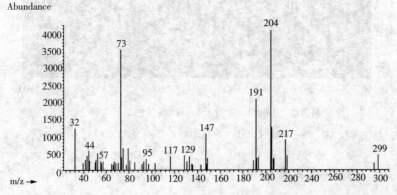

图 6-14　HPS-1B23 三甲基硅醚衍生物总离子流色谱图中

保留时间 9.708 min 峰的质谱图

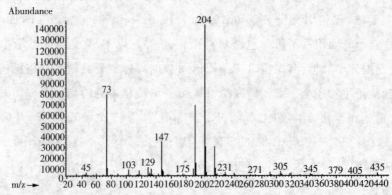

图 6-15　HPS-1B23 三甲基硅醚衍生物总离子流色谱图中

保留时间 10.612 min 峰的质谱图

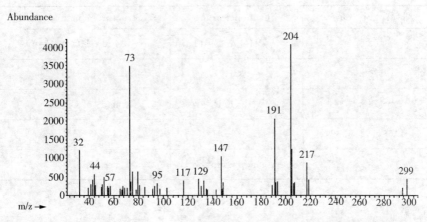

图 6-16 HPS-1B23 三甲基硅醚衍生物总离子流色谱图中
保留时间 11.415 min 峰的质谱图

3.8 类原球茎多糖 HPS-1B23 红外光谱分析

类原球茎多糖 HPS-1B23 的傅立叶变换红外光谱见图 6-17 和表 6-2。在 2922.1 和 1300.9 cm^{-1} 处的两组特征峰分别代表了糖类 C-H 伸缩振动和变角振动,同时 3411.7 cm^{-1} 处的特征峰为 O-H 伸缩振动,进一步说明被分析物为糖类化合物。1000～1165.7 cm^{-1} 范围内的强吸收代表被分析物分子内 C-O-C 环内醚的 C-O 伸缩振动和 C-O-H 的 O-H 变角振动,这也是糖类化合物的特征吸收峰。1720.7 cm^{-1} 和 1261.3 cm^{-1} 处的弱吸收峰分别代表 C=O、C-O 伸缩振动,说明分子内可能存在乙酰基结构。874.3 cm^{-1} 处的强吸收表明分子内存在甘露糖。在 770～780 cm^{-1} 处的吸收峰显示该多糖为 α-D-吡喃构型。

表 6-2 类原球茎多糖 HPS-1B23 官能团的红外光谱分析

Absorption (cm^{-1})	Functional group	Structural characteristics
3411.7	-OH	σ_{O-H} of OH
2922.1	-CH$_2$-	σ_{C-H} of CH$_2$
1720.1	-COOR	$\sigma_{C=O}$ of COOR

（续表）

Absorption（cm^{-1}）	Functional group	Structural characteristics
1639.8	—CHO or C=O	$\sigma_{C=O}$ of CHO or C=O
1300.9	—CH$_3$	σ_{C-H} of CH$_3$
1245.6	—COOR	σ_{C-O} of COOR
1165.7, 1053.2	C—O—H	σ_{O-H} of C—O—H
874.3	Mannopyrannose	σ_{C-H} of C$_2$

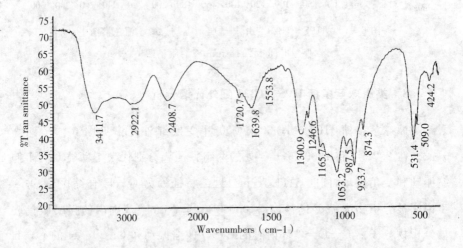

图 6-17　类原球茎多糖 HPS—1B23 的傅立叶变换红外光谱图

3.9　类原球茎多糖 HPS—1B23 相邻单糖连接方式的分析

3.9.1　高碘酸氧化和 Smith 降解分析

高碘酸能选择性地断裂糖分子中连二羟基和连三羟基处，生成相应的甲醛或甲酸、多糖醛。每个连二羟基消耗一分子高碘酸，并生成多糖醛，每个连三羟基消耗二分子高碘酸，并生成一分子甲酸，反应定量的进行。用高碘酸钠对 HPS—1B23 进行选择性氧化实验，间隔 6 h 取样，发现反应 30 h 后 223nm 处吸光值达到稳定，为 0.34（图 6-18），甲酸生成量为 0.081mol，由高碘酸钠标准曲线（图 6-19）计算得高碘酸消耗量为 0.195mol，根据

HPS－1B23 中各种单糖的摩尔比计算得每个单糖残基的平均摩尔质量为160，多糖中每摩尔单糖残基消耗高碘酸 1.25mol，同时生成甲酸 0.52mol。

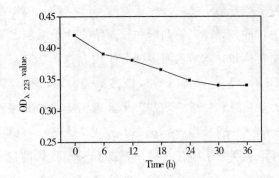

图 6-18　类原球茎多糖 HPS－1B23 的高碘酸氧化反应

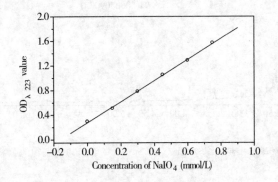

图 6-19　高碘酸消耗的标准曲线

因此可推断多糖分子中含 52％的非还原末端基或(1→6)连接的糖残基、21％的(1→2)或(1→4)连接的糖残基及 27％的(1→3)连接的糖残基。由于多糖分子中单糖残基之间以不同的位置进行缩回，经高碘酸氧化反应后生成不同的产物，因此高碘酸氧化反应后的多糖水溶液用硼氢化钠还原，再进行完全酸水解，分析产物类型可推断多糖糖苷键的连接方式。HPS－1B23经氧化、酸水解，并用 GC－MS 分析水解产物的三甲基硅烷化衍生物，发现产物中主要有甘油、赤藓醇、葡萄糖和甘露糖，见图 6-20 至图 6-24，其中图 6-20 为多糖 HPS－1B23 的 Smith 降解产物的 GC－MS 的总离子色谱图。图 6-21 为 TIC 图谱上保留时间为 2.32min 的 EI－MS 图，代表甘油；图 6-22为 TIC 图谱上保留时间为 6.18.min 的 EI－MS 图，代表赤藓醇；图

6-23 为 TIC 图谱上保留时间为 7.01min 的 EI−MS 图,代表甘露糖;图
6-24 为 TIC 图谱上保留时间为 7.77min 的 EI−MS 图,代表葡萄糖;其它
未经说明的均为溶剂等杂质峰。外标定量的 GC 和 GC−MS 研究结果表明
氧化水解产物中甘油、赤藓醇、葡萄糖和甘露糖的分子摩尔比为 6.5∶3.2∶
1.5∶1。产物葡萄糖和甘露糖表明多糖分子内存在不能被高碘酸氧化的糖
苷键,可能是(1→3)、(1→2,3)、(1→2,4)、(1→3,4)、(1→3,6)或(1→2,3,
4)糖苷键连接的葡萄糖和甘露糖残基。半乳糖消失可推断多糖分子中半乳
糖以(1→)、(1→6)、(1→2)、(1→2,6)、(1→4)或(1→4,6)糖苷键连接。水
解产物中存在甘油表明分子中存在(1→6)或(1→2)连接的糖残基。赤藓醇
存在表明分子内存在(1→4)糖苷键连接的糖残基。

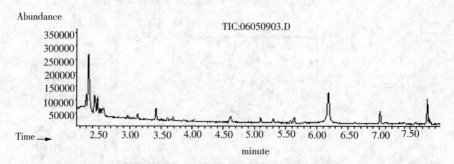

图 6-20 类原球茎多糖 HPS−1B23 的 Smith 降解产物衍生物的总离子流色谱图

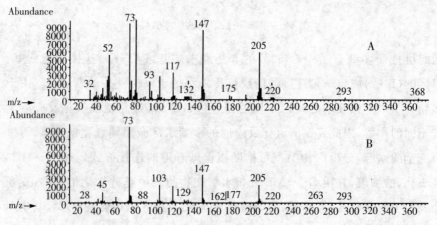

图 6-21 类原球茎多糖 HPS−1B23 的 Smith 降解产物衍生物总离子流色谱图中保留
时间为 2.32 min 峰的质谱图。A 为实验图谱、B 为标准图谱

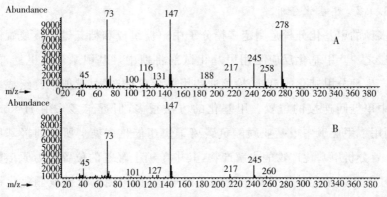

图 6-22　类原球茎多糖 HPS－1B23 的 Smith 降解产物衍生物总离子流色谱图中保留时间为 6.18 min 峰的质谱图。A 为实验图谱、B 为标准图谱

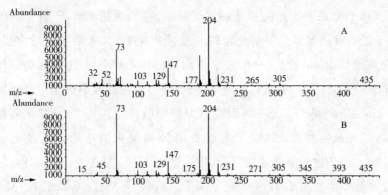

图 6-23　类原球茎多糖 HPS－1B23 的 Smith 降解产物衍生物总离子流色谱图中保留时间为 7.01 min 峰的质谱图。A 为实验图谱、B 为标准图谱

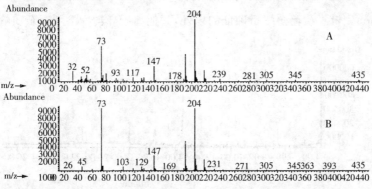

图 6-24　类原球茎多糖 HPS－1B23 的 Smith 降解产物衍生物总离子流色谱图中保留时间为 7.77 min 峰的质谱图。A 为实验图谱、B 为标准图谱

3.9.2 甲基化分析

多糖的甲基化分析是测定多糖分子中单糖组成和糖苷键连接位置的权威方法之一。甲基化反应是用甲基化试剂将糖中羟基甲基化成甲醚,然后水解产生部分甲基化的单糖,检验这些甲基化单糖产物,就能推测组成多糖分子中单糖间连接的位置。甲基化的方法很多,但近年多采用 Hakomori 法,利用二甲亚砜中甲基亚磺酰负碳离子快速催化多糖上所有的羟基甲基化,然后分析甲基化产物的水解产物,其中单糖上羟基的位置即为原多糖中单糖残基的连接位置。通常甲基化多糖水解后,用硼氢化钠或硼氢化钾还原,并进行乙酰化生成甲基化糖醇醋酸酯衍生物,运用 GC-MS 可确定原多糖单糖组成、糖苷间的位置与分支点,从非还原末端多少可判断多糖分子的长度。Ciucanu 在上述方法的基础上进行了改进,采用 NaOH 粉作为催化剂,用于制备寡糖的部分甲基化糖醇乙酸酯衍生物,大大简化了操作步骤。本研究采用 Ciueanu 方法,运用二甲亚砜和固体干燥 NaOH 粉对类原球茎多糖 HPS-1B23 进行甲基化处理,并用红外光谱跟踪检测直至甲基化完全($3600\ cm^{-1}\sim3000cm^{-1}$ 处的强而宽的羟基吸收峰消失)。全甲基化多糖用 2mol/L 的三氟乙酸在 120℃下水解 2 h,经硼氢化钠还原并乙酰化后用 GC-MS 和 GC 进行定性定量分析,结果见图 6-25 至图 6-26。分析发现甲基化产物中主要由 $2,3,4-Me_3-Glu$、$2,3,4,6-Me_4-Gal$、$2,4-Me_2-Man$ 和 $2,3,6-Me_3-Glu$ 四个组分组成,且分子摩尔比为 2.4：0.9：1：1.1,在 TIC 色谱图上的保留时间分别为 13.61min、15.61min、17.61min 和 14.72min。未经质谱图解析确证的以外,其他离子峰均为溶剂等杂质峰。

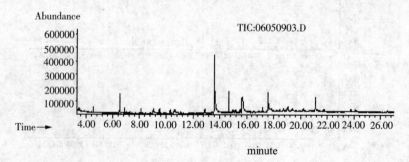

图 6-25 类原球茎多糖 HPS-1B23 的部分甲基化糖醇乙酸酯的总离子流色谱图

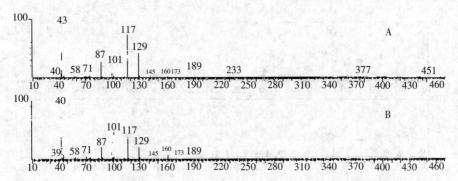

图 6-26　类原球茎多糖 HPS—1B23 的部分甲基化糖醇乙酸酯总离子流色谱图中保留时间为 13.61 min 峰的质谱图。A 为实验图谱、B 为标准图谱

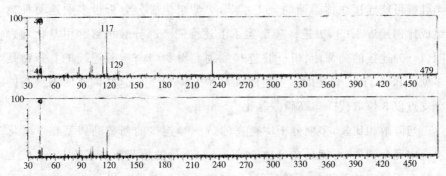

图 6-27　类原球茎多糖 HPS—1B23 的部分甲基化糖醇乙酸酯总离子流色谱图中保留时间为 14.72 min 峰的质谱图。A 为实验图谱、B 为标准图谱

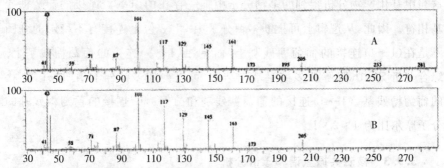

图 6-28　类原球茎多糖 HPS—1B23 的部分甲基化糖醇乙酸酯总离子流色谱图中保留时间为 15.61 min 峰的质谱图。A 为实验图谱、B 为标准图谱

$2,4-Me_2-Man$ 的存在表明多糖分子中甘露糖残基有分支点,甲基化产物 $2,3,4,6-Me_4-Gal$ 表明半乳糖在分子中以非还原末端基存在,且甲基化产物中 $2,4-Me_2-Man$ 与 $2,3,4,6-Me_4-Gal$ 比例约为 1∶1,提示

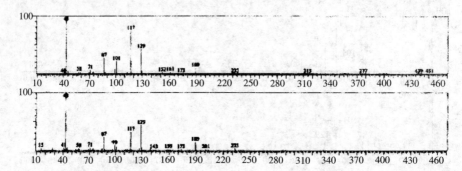

图 6-29 类原球茎多糖 HPS-1B23 的部分甲基化糖醇乙酸酯总离子流色谱图中保留时间为 17.61 min 峰的质谱图。A 为实验图谱、B 为标准图谱

半乳糖可能连接在甘露糖的分支点上,单糖组成成分分析也表明这两种糖组成比例接近 1∶1,更进一步证实了上述推测。部分酸水解和甲基化均表明(1→6)连接的葡萄糖、(1→4)连接的葡萄糖和(1→3,6)连接的甘露糖是多糖 HPS-1B23 骨架的主要组成单元,同时(1→3,6)连接的甘露糖残基的分支点以 3 位取代。与高碘酸氧化-Smith

与降解相比较,多糖分子中存在的(1→3)连接的葡萄糖残基在甲基化反应中完全消失,可能是在(1→4)或(1→6)连接的葡萄糖残基的 C-3 位上连接有不稳定的基团如乙酰基等,这种结构在强碱性的甲基化条件下易于脱除。又由高碘酸氧化-Smith 降解产物分析得到赤藓醇含量为 25.6%,这与甲基化产物分析得到的多糖分子中唯一存在的(1→4)连接的葡萄糖残基相符。因此,从逻辑上可推断多糖分子中 C-3 位上连接有不稳定的基团不是在(1→4)连接的葡萄糖残基上,而是在(1→6)连接的葡萄糖残基上。综合分析 Smith 降解和多糖甲基化结果,可以得到多糖分子中(1→6)连接的葡萄糖残基、(1→4)连接的葡萄糖残基和(1→3,6)连接的葡萄糖残基的分子摩尔比为 4∶2∶1。

3.9.3 核磁共振氢谱和碳谱分析

NMR 主要解决多糖结构中糖苷键的构型以及重复结构中单糖的数目。[1]HnmR 主要解决多糖结构中糖苷键构型问题,其中 α 型吡喃糖苷的异头 C 质子共振化学位移超过 5,而 β 型吡喃糖苷的异头 C 质子的化学位移信号则小于 5,借此可将两类加以区别,同时可以测定多糖中各种残基的比

例。[13]CnmR 的化学位移范围较[1]HnmR 广,分辨率好,不但能确定各种碳的位移,而且还能区别分子的构型和构象,对于多糖结构分析起了决定性作用。

类原球茎多糖 HPS－1B23 的[1]HnmR 图谱见图 6－30,结果显示大多数信号集中在 δ2.1～5.16 范围内,其中 δ4.6 左右的强质子吸收信号为溶剂中的水峰。图谱中 δ5.01－5.16 范围内的一组峰为糖端基质子信号,均大于 5,因此可断定多糖 HPS－1B23 主要是由 α 构型的吡喃糖苷,即 α－D－吡喃葡萄糖、α－D－吡喃甘露糖和 α－D－吡喃半乳糖组成,根据前面 Smith 降解和甲基化分析结果及文献报道的结果[7,12－16]可知 δ5.01 处的质子信号为支链→1)－α－D－吡喃半乳糖的 H－1 的化学位移值,δ5.09 为→1)－3－O－acetyl－α－D－Glup－(6→的 H－1 共振吸收信号,δ5.16 为→1)α－D－Glup－(4→的 H－1 的共振吸收位移,δ5.14 为→1,3)－α－D－Manp－(6→的 H－1 的共振吸收信号,→1)α－D－Glup－(6→的 H－1 共振吸收信号在 5.09 处。不同单糖残基 H－2～H－6 的化学位移信号堆集在多糖[1]HnmR 谱图的 δ3.4～4.0 范围内,依据上述文献可作出较为准确的判断,具体解析结果见表 6－3。

表 6－3　类原球茎多糖 HPS－1B23 的 1H NMR 特征化学位移信息

Sugar residues		1	2	3	4	5	6
→1)α－D－Glup－(6→	实测值	5.09	3.53	3.72	3.45	3.92	3.87 (3.64)[a]
	文献值	5.01	3.50	3.67	3.38	3.94	3.82 (3.68)[a]
→1,3)－α－D－Manp－(6→	实测值	5.14	3.94	3.92	3.90	nd.[b]	3.75 (3.82)
	文献值	5.20	4.21	3.96	3.92	4.04	3.91 (3.78)
→1)α－D－Glup－(4→	实测值	5.16	3.51	3.72	3.52	4.18	3.82 (3.86)
	文献值	5.33	3.58	3.86	3.66	4.12	3.85 (3.91)

（续表）

Sugar residues		1	2	3	4	5	6
→1,)－3－O－acetyl －α－D－Glup－(6→	实测值	5.09	3.63	3.92	3.53	3.90	3.87 (3.75)
	文献值	5.02	3.68	3.94	3.56	3.92	3.91 (3.78)
→1)α－D－Galp	实测值	5.01	3.72	3.64	nd.	3.70	3.72 (3.83)
	文献值	5.00	3.86	3.89	4.03	3.74	～3.76

a. The value inside and outside the brackets denote the chemical shifts of H—6a and 6b.

b. nd represents the value can not be determined.

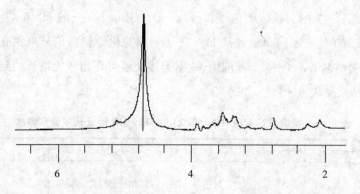

图 6-30　类原球茎多糖 HPS－1B23 的核磁共振氢谱

　　图 6-31 是 HPS－1B23 的[13]CnmR 图谱,从图谱中可以较清晰地看出各单糖残基的特征化学位移信号。图谱中在 δ82－88 ppm 范围内未发现有共振吸收峰,表明该多糖分子中无呋喃糖残基。δ20.3－22.7 和 δ173.6－174.1 范围内的特征信号分别表示乙酰取代基上甲基碳的共振吸收峰和羰基碳的化学位移信号。组成多糖的各单糖残基的异头碳的共振吸收信号均集中在低场 δ97.8－101.7 范围内,其中 δ97.8、δ101.7、δ98.6、δ99.2 和 δ99.0 五个特征信号分别代表→1)－α－D－Glup－(6→、→1,3)－α－D－Manp－(6→、→1)α－D－Glup－(4→、→1,)－3－O－acetyl－α－D－Glup－(6→和→1)α－D－Galp 基的异头碳共振吸收位移(图 6-31 和表 6-4)。

多糖组成糖基的 C—2～C—6 的共振吸收信号均集中在 δ 61.5～75.6 范围内,根据文献[7,12—16]可较清晰的辨别,具体的分析结果见表 6-4。

表 6-4　类原球茎多糖 HPS－1B23 的¹³CnmR 特征化学位移信息

Sugar residues		1	2	3	4	5	6
→1)α－D－Glup－(6→	实测值	97.8	72.7	73.3	72.1	72.8	68.2
	文献值	97.1	72.6	74.7	71.3	72.1	67.4
→1,3)－α－D－Manp－(6→	实测值	101.7	71.7	nd.ª	68.1	73.3	69.9
	文献值	103.2	72.4	81.5	67.1	73.3	69.8
→1)－D－Glup－(4→	实测值	98.6	72.1	70.5	75.6	69.9	61.8
	文献值	98.4	71.8	70.6	75.3	69.3	61.2
→1,)－3－O－acetyl－ α－D－Glup－(6→	实测值	99.2	71.6	nd.	70.5	72.8	67.7
	文献值	99.2	71.7	81.4	70.5	72.8	67.5
→1)α－D－Galp	实测值	99.0	69.8	70.9	70.3	72.3	61.5
	文献值	99.5	69.7	70.8	70.5	72.2	62.2

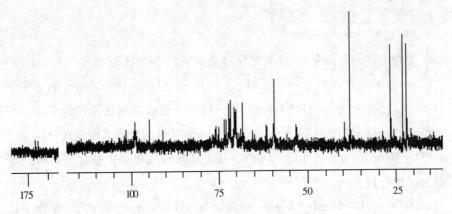

图 6-31　类原球茎多糖 HPS－1B23 的核磁共振碳谱

3.9.4　部分酸水解分析

HPS－1B23 部分酸水解后,经透析有四个组分 HPSF1、HPSF2、HPSF3 和 HPSF4,GC 分析结果见表 6-5。HPSF1 和 HPSF2 中含葡萄糖

和甘露糖,其甲基化分析结果表明为(1→4)—linked glup,(1→6)—linked glup 和(1→6)—linked manp,证实该多糖的主链主要由(1→4)—linked glup,(1→6)—linked glup 和(1→6)—linked manp 构成。四种组分中仅 HPSF4 中含有半乳糖,与全水解分析结果相比半乳糖的组成比例增大,表明半乳糖在多糖分之中连接在支链位置上,HPSF1、HPSF2 和 HPSF3 中不含半乳糖也能证实这一结论。

表 6-5 类原球茎多糖 HPS-1B23 部分酸水解 GC 分析

Fractions	Molar ratios		
	Gal	Man	Glu
HPSF1[a]		0.38	1
HPSF2[b]		0.51	1
HPSF3[c]		0.42	1
HPSF4[d]	1.4		1

[a] Precipitation.

[b] Precipitation in the dialysis tube.

[c] Supernatant in the dialysis tube.

[d] Fraction out of dialysis tube.

综合上述所有信息,可推断类原球茎多糖 HPS-1B23 是由→1)—α—D—Glup—(6→、→1,3)—α—D—Manp—(6→、→1)α—D—Glup—(4→和→1)—3—O—acetyl—α—D—Glup—(6→糖残基连接成的重复结构单元。部分酸水解和甲基化分析提示→1)α—D—Galp 是以支链形式连接在→1,3)—α—D—Manp—(6→上的 C—3 位上,且由高碘酸氧化和甲基化分析得到多糖分子中→1)—α—D—Glup—(6→、→1)α—D—Glup—(4→、→1)—3—O—acetyl—α—D—Glup—(6→和→1,3)—α—D—Manp—(6→的分子摩尔比例为 4∶2∶1∶2.2。因此多糖 HPS-1B23 的一级结构可表征为图 6-32,依据多糖分子量还可推测该多糖是由 12 个上述重复单元构成。

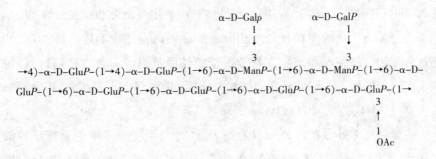

图 6-32　类原球茎多糖 HPS-1B23 的重复结构单元

4. 讨论

经过半个多世纪的发展，人们对于多糖的研究取得了重大的进展，发现了许多具有重要生物学活性的植物源多糖，且研究的广度和深度都在不断发展。对多糖开展研究的首要一步是对研究对象进行提取、分离和纯化，其中纯化是多糖研究的关键，其成功如否、效果的好坏都会影响后续研究的可行性和可信度[17]。常用的植物多糖提取分离纯化方法是先采用热水浸提法、酸浸提法、碱浸提法和酶法从植物体中提取多糖，除去蛋白质、色素、无机盐及醇不溶性的小分子有机化合物等杂质，再经离子交换色谱和凝胶渗透色谱等纯化措施进行纯化。但需注意的是，所有涉及多糖提取纯化分离的步骤都必须以多糖的提取率和多糖纯度为核心，既要保证多糖提取率高，也要保证提取的多糖为分子量均一的组分。因霍山石斛多糖主要为水溶性多糖，常规的水提醇沉法即可较好地将其完全提取出来，且利用 Sevag 法较易将蛋白去除，提取的多糖可用于结构分析。

大多数植物多糖的纯化一般采用离子交换色谱、凝胶柱色谱或两者联合使用的方法来分离纯化[18-20]。不同的多糖亦采取不同的分离纯化方法，关键是要根据多糖分子的化学组成、分子形状和所带基团的性质，选择合适的方法进行分级。在本研究中，霍山石斛水溶性多糖联合运用 DEAE－cellulose 离子交换色谱、Sephacryl S－200、Sephadex G－75 和 Sephadex G－100 凝胶渗透色谱进行分离纯化，并首次分离得到 1 种均一性多糖 HPS－

1B23，并且这种成分是霍山石斛水溶性多糖中的主要组分和主要活性组分。

经过分级纯化的多糖在做结构分析前必须进行纯度鉴定。HPGPC 法是认为鉴定多糖纯度和测定多糖分子量的较为精确的一种方法，目前已得到了广泛的应用[18,23]。该法的研究结果表明，获得 HPS－1B23 是组分均一的多糖，且分子量为 22000 Da。

多糖是自然界存在的另一种生物大分子，由于组成多糖的单糖品种的多样性、连接方式的多样性和支链度的多样性等，导致多糖的结构比蛋白质更为复杂。一般人们将多糖结构分为四级，其中一级结构包括糖基的组成、连接顺序、相邻糖基的连接方式、异头物构型及糖链有无分支、分支位置及其长短。研究多糖一级结构的方法很多，主要包括物理方法、化学方法、免疫化学法和酶解法等。其中物理方法（紫外光谱、红外光谱、气相色谱、质谱、核磁共振波谱等）和化学方法（酸水解、高碘酸氧化、Smith 降解和甲基化等）多糖结构较常用的方法。本文采用物理方法和化学方法相结合，对类原球茎多糖 HPS－1B23 结构进行了研究。

多糖的结构分析首先要了解其由何种单糖组成及组成单糖的分子摩尔比。多糖水解的方法很多，如酸水解、乙酰解、碱解和酶解。常用的方法是酸水解法，将糖苷键完全水解，再将水解产物经三甲基硅烷化后进行 GC－MS 和 GC 定性、定量分析。酸水解要根据需要控制一定的条件进行，如酸度、温度和时间等。本研究采用 2mol/L 的三氟乙酸在 120℃下将 HPS－1B23 水解 2 h，水解产物经三甲基硅烷化后进行 GC－MS 和 GC 分析发现该多糖由葡萄糖、甘露糖和半乳糖组成，且三者的分子摩尔比为 31：10：8。高碘酸氧化反应能够选择性地断裂多糖分子中连二羟基和连三羟基处而生成相应的醛、甲醛或甲酸，根据生成的甲酸量和高碘酸消耗量可判断多糖分子中糖苷键的类型及组成比例。高碘酸氧化产物经 Smith 降解，根据生成产物的类型来判断糖苷键的位置。如多糖中连二或连三羟基被高碘酸修饰后，含有非环状半缩醛，它较糖苷键易水解，再从水解产物的检识来判断糖苷键的位置。甲基化反应是用甲基化剂是将糖中羟基甲基化成醚，然后水解产生部分甲基化的单糖，分析甲基化产物即可推测多糖分子中单糖间的连接位置。联合运用高碘酸氧化、Smith 降解和甲基化方法对类原球茎多糖 HPS－1B23 研究发现分子由→1)－Glup－(6→、→1,3)－Manp－(6→、→

1)—Glup—(4→、→1)—3—O—acetyl—Glup—(6→和→1)—D—Galp 糖残
基组成,其中→1)α—D—Galp 为连接在→1,3)—Manp—(6→的 C—3 位
上,且这五种糖残基的分子摩尔比为 4:2.2:2:1:2.2。

核磁共振波谱在阐明多糖分子结构中起着决定性的作用,能提供单糖、
多糖多糖方面的信息,如取代效应、顺序、构象等。异头物可用[1]HnmR 图谱
分析确定,化学位移在 δ4.5—5.5 之间,其中 α 型吡喃糖苷的异头 C 质子共
振化学位移超过 5,而 β 型吡喃糖苷的异头 C 质子的化学位移信号则小于
5。[13]CnmR 具有良好的分辨率,不但能确定不同单糖残基碳原子的位置,而
且还能区别分子的构型和构象。通过酸水解、高碘酸氧化、Smith 降解和甲
基化分析的 HPS—1B23 糖链结构特征在[1]HnmR 和[13]CnmR 谱图上均得到
了确证,证实了其糖链结构主要由 α 型吡喃糖残基组成。紫外光谱和红外光
谱也是多糖结构分析中有力的工具,前者主要用来分析多糖中是否含有蛋
白质、核酸等物质,后者主要是多糖分子中存在的主要官能团。HPS—1B23
的紫外光谱和红外光谱数据也证实了上述推断结构的特点。

从铁皮石斛黑节草中分离到 3 种多糖,主要由几个→1)—β—D—Manp
—(3→和一个→1)—β—D—Glup—(4→重复构成的主链,支链可能由→1)
—β—D—Glup—(4→和其它戊糖残基组成,并连接在主链葡萄糖残基的 2
一、3—或 6—位上[21]。从铁皮石斛中分离的另一种水溶性多糖主要由→1)
—β—D—Manp—(4→和→1)—β—D—Glup—(4→重复连接的主链构成,支
链包含→1)—β—D—Glup—(3→、→1)—β—D—Manp—(3→和末端基→1)
—β—D—Arafp[18]。从兜唇石斛中提取的多糖 AP—1、AP—2 和 AP—3 为
β(1→4)连接的直连 D—葡萄甘露聚糖[22]。本研究获得的多糖 HPS—1B23
结构与上述的石斛多糖差别很大,尽管主链也是由 Glup 和 Manp 构成,但包
含两种糖苷键,即(1→6)和(1→4),其中(1→6)糖苷键约占 78%,且均为 α
构型。经查阅大量文献 HPS—1B23 为一新的化合物。

参考文献:

[1] Franz G,Alban S. Structure-activity relationship of antithrombotic
polysaccharide derivatives. International journal of Biological mac-
romolecules,1995,17:311.

[2] 方积年,王顺春. 香菇多糖的研究进展. 中国药学杂志,1997,32:332.

[3] 刘翠平,董群,方积年. 一种判定多糖中有无糖醛酸残基的简易新方法. 中草药,2001,32:404.

[4] 徐任生. 天然产物化学(第一版). 上海:科学出版社,1993.

[5] 刘如林,杨春. 小核菌多糖分子形貌的电镜研究 Ml. 南开大学学报(自然科学版),1995,28:68

[6] 白日霞,田文杰,郭全,等. 红海藻多糖的提取和结构研究. 天然产物研究与开发,1998,18(4):40.

[7] Alfred L,Leigh RE,Giuseppe I. The structure of a polysaccharide from infectious strains ofBurkholderia Cepacia. Carbohydrate Research,2001,335:45.

[8] Needs PW,Swlvendran RR. Avoiding oxidative degradation during sodium hydroxydimethyloidine-mediated carbohydrate methylation in dimethyl sulfoxide. Carbohydrate Reseach,1993,245:1.

[9] 魏远安,方积年. 高效凝胶渗透色谱法测定多糖纯度及分子量. 药学学报,1989,24:532.

[10] 钱人元. 简分子勿时分子董洲定(第一版). 北京科学出版社,1958,pp:25.

[11] Hara C,Kiho T,Ukai S. Branched (1→3)－β－D-glucan from a sodium carbonate extract of Dictyophora indusiata Fiscb. Carbohydrate Research,1983,117:201.

[12] Cecilie SN,Drissa D,Terje EM. Isolation,partial characterization and immunomodulating activities of polysaccharides from Vernonia kotschyana Sch. Bip. ex Walp. Journal of Eehnopharmacology,2004,91:141.

[13] Indranil C,Soumitra M,Malay P,Dilip R,Syed SI. Structural investigation of a water-soluble glucan from an edible mushroom, Astraeus hygrometricus. Carbohydrate Research,2004,339:2249.

[14] Zhao C,Li M,Luo Y,Wu W.. Isolation and structural characterization of

an immunostimulating polysaccharide from fuzi, Aconitum carmichae-li. Carbohydrate Research,2006,341:485.

[15] Lesley G,Julia LS,Stephen GW. Structure of theO-specific poly-saccharide for Acinetobacter baumannii serogroup O1. Carbohydrate Research,1999,319:204.

[16] Nina AK,George VZ,Ol˙ga VB,Aleksander SS,Yuriy AK,Elena VK,Evgeniy SS. Structure of the O-specific polysaccharide of Citrobacter braakii O7a, 3b, 1c. Carbohydrate Research, 2001, 333:335.

[17] 崔亦华,崔英德,易国斌. 应用广泛德天然多糖及其提取方法. 广州化工,2002,30:7.

[18] Hua YF,Zhang M,Fu CX,Chen ZH,Chan GYS. Structural char-acterization of a 2-O-acetylglucomannan fromDendrobium officinal stem. Carbohydrate Research,2004,339:2219.

[19] Bao XF,Wang Z,Fang JN,Li XY. Structural features of an im-munostimulating and antioxidant acidic polysaccharide from the seeds ofCuscuta Chinensis. Planta Medica,2002,68:237.

[20] Cecilie SN,Drissa D,Terje EM. Isolation,partial characterization and immunomodulating activities of polysaccharides fromVernonia kotschyana Sch. Bip. ex Walp. Journal of Eehno-pharmacology,2004,91:141.

[21] 王世林,郑光植,何静波,等. 黑节草多糖的研究. 云南植物研究,1988,10(4):389.

[22] 赵永灵,王世林,李晓玉. 兜唇石斛多糖的研究. 云南植物研究,1994,16(4):392.

[23] Wang XS,Dong Q,Zuo JP,Fang JN. Structure and potential im-munological activity of a pectin fromCentella asiatica (L.) Ur-ban. Carbohydrate Research,2003,338:2393.

第7章 结 论

　　本论文通过对霍山石斛类原球茎液体培养及其活性多糖的研究,得到的主要结论如下:

　　(1)首次建立了霍山石斛类原球茎的培养体系:以野生霍山石斛种子诱导的无菌试管苗茎段为外植体,在多种培养基上进行类原球茎诱导比较实验,以 7.5 $\mu mol\ L^{-1}$ 的 NAA 和 0.5 $\mu mol\ L^{-1}$ 的 KT 组合的 MS 培养基最利于类原球茎形成,且类原球茎在 1/2MS 培养基上易增殖、不易分化。长期培养的类原球茎在品质上是稳定的。

　　(2)初步阐明了霍山石斛多糖增强机体免疫功能的作用机制:野生霍山石斛总多糖在 800 μgmL^{-1} 和 200 μgmL^{-1} 浓度分别利于促进小鼠脾细胞产生 IFN－γ 和腹腔巨噬细胞产生 TNF－α。诱导获得的类原球茎具有合成同野生霍山石斛相同多糖组分的能力,药理学研究证明两种来源相应的多糖组分活性相当,且组分 HPS－1 为主要组分和主要活性组分。

　　(3)发现了类原球茎生长和多糖合成间的关系:类原球茎在悬浮培养过程中,生长与多糖合成是非同步的,且多糖合成与外源供给的能源物质密切相关。可溶性酸性蔗糖酶、碱性蔗糖酶、蔗糖合成酶、谷胺酰胺合成酶、谷氨酸合成酶和硝酸还原酶在类原球茎生长的不同阶段调控碳氮源代谢,最终影响类原球茎生长和多糖合成。

　　(4)首次建立了类原球茎生长和多糖合成高效表达的液体培养体系:为获得多糖高效表达的霍山石斛类原球茎悬浮培养体系,本文采用了"两段培养"法。①调节类原球茎快速生长,优化的最佳培养基为 35g L^{-1} 蔗糖、30mmol L^{-1} KNO_3、0.5mmol L^{-1} $MnSO_4$、0.06mmol L^{-1} $ZnSO_4$、4.5mmol L^{-1} $CaSO_4$ 和 0.1mmol L^{-1} $FeSO_4$,其它同 1/2MS 基本培养基,培养 30 d 后生物量达到 693g L^{-1},生物量增加是 1/2MS 培养基的 3.3 倍。②多糖合成的调控,类原球茎在优化的生长培养基上培养 30 d 后,补加 50g L^{-1} 的蔗糖,继续培养 6 d,活性多糖产量得到 22g L^{-1},是 1/2MS 培养基的 85 倍。

(5)首次从霍山石斛类原球茎中分离到一种组成均一活性多糖,并证明了它是一种新的化合物:霍山石斛的水溶性总多糖依次用 DEAE－纤维素离子交换色谱柱、Sephacryl S－200、Sephadex G－75 和 Sephadex G－100 凝胶渗透柱色谱分离纯化,得到 1 种均一性多糖 HPS－1B23,为主要组分多糖。该多糖为白色粉末,扫描电镜观察呈蜂窝状,且分子量和比旋光度分别为 2.2×10^4 Da 和＋130.7。刚果红实验分析表明该均一组分多糖不具有三股螺旋结构。HPS－1B23 主要由葡萄糖、甘露糖和半乳糖按 31：10：8 的分子摩尔比组成,紫外光谱和红外光谱扫描分析结果表明 HPS－1B23 是典型的糖类物质且不含蛋白质。高碘酸氧化分析结果显示 HPS－1B23 的糖链结构中存在 1→6、1→4 或 1→2 和 1→3 糖苷键,其分子摩尔比为 52：27：27。通过 Smith 降解反应、甲基化分析、部分酸水解和核磁共振波谱分析,对 HPS－1B23 多糖的一级结构进行了表征。HPS－1B23 主要的糖链重复结构单元为 1,6－连接(取代)的 α－D－吡喃葡萄糖基、1,4－连接(取代)的 α－D－吡喃葡萄糖基、1,3,6－连接(取代)的 α－D－吡喃葡萄糖基和 1,3,6－连接(取代)的 α－D－吡喃甘露糖基,且这些糖甘键的分子摩尔比分别为 4：2：1：2.2。1－连接(取代)的半乳糖基和乙酰基分别连接在 1,3,6 －连接(取代)的甘露糖和 1,3,6－连接(取代)的葡萄糖 C－3 位上。推测多糖 HPS－1B23 的重复结构单元为:

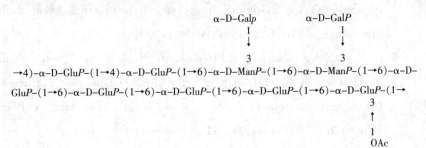

攻读博士学位期间发表的研究论文及专利申请

研究论文：

［1］Xue-Qiang Zha，Jian-Ping Luo. Production stability of active poly-saccharides of Dendrobium huoshanense using long term cultures of protocorm-like bodies. Planta Medica，2008，74（1）：90 — 93. （SCI）

［2］Xue-Qiang Zha，Jian-Ping Luo，Shui-Zhong Luo，Shao-Tong Jiang （2007）Structural identification of a new polysaccharide from Den-drobium huoshanense. Carbohydrate Polymer，2007，69（1）：86 — 93. （SCI/EI）

［3］Xue-Qiang Zha，Jian-Ping Luo，Shao-Tong Jiang，Jun-Hui Wang. Enhancement of polysaccharide production in suspension cultures of protocorm-like bodies from Dendrobium huoshanense by optimization of medium and feeding of sucrose. Process Bio-chemistry，2007，42（3）：344—351. （SCI/EI）

［4］Xue-Qiang Zha，Jian-Ping Luo，Shao-Tong Jian. Induction of im-munomodulating cytokines by polysaccharides from Dendrobum huoshanense. Pharmaceutical Biology，2007，45（1）：71—76. （SCI）

［5］Xue-Qiang Zha，Jian-Ping Luo，Shao-Tong Jiang，Ying Wang. Carbon and nitrogen metabolism in suspension culture of Protocorm-like bodies of Dendrobium huoshanense. Plant Biosystems，2007，141（1）：62—68. （SCI）

［6］Jian-Ping Luo，Xue-Qiang Zha，Wei Shi. Selection of ethionine-resistant variants with increased accumulation of methionine from embryogenic protoplasts of the forage legume Astragalus assur-gens. Plant Cell Tissue and Organ Culture，2005，82：75 — 81.

(SCI/EI)

[7] Jian-PingLuo, Xue-Qiang Zha, Yuan-Jing Fan. Effects of carbon and nitrogen on protocorm-like bodies proliferation of Dendrobium huoshanense by liquid culture. Acta Horticulture, 2006, 725: 197—201. (ISTP)

[8] Jian-PingLuo, Yuan-Yuan Deng, Xue-Qiang Zha. Studies on the intervening mechanism of polysaccharides from Dendrobium huoshanense on streptozotocin-induced diabetic cataract. Pharmaceutical Biology, 2008, 46 (4): 243—249. (SCI)

[9] Jian-PingLuo, Ying Wang, Xue-Qiang Zha, Li Huang. Micropropagation of Dendrobium densiflorum Lindl. ex Wall. through protocorm-like bodies: effects of plant growth regulators and lanthanoids. Plant Cell Tissue and Organ Culture, 2008, 93(3): 333—340. (SCI)

[10] 查学强, 罗建平, 石玮, 等. 金属离子对霍山石斛原球茎增殖的影响及植株再生. 园艺学报, 2006, 33:179—181.

[11] 查学强, 王军辉, 潘利华, 等. 石斛多糖体外抗氧化活性的研究. 食品科学, 2007, 28(10): 90—93.

[12] 查学强, 罗建平, 姜绍通. 悬浮培养霍山石斛原球茎合成活性多糖的研究. 食品科学, 2005, 26: 41—44.

[13] 查学强, 罗建平. 霍山石斛原球茎液体培养的营养调节. 合肥工业大学学报(自然科学版), 2004, 27:53—57.

[14] 查学强, 罗建平, 肖潇, 等. 药用霍山石斛原球茎再生苗 RAPD 分析. 合肥工业大学学报, 2003, Sup: 1324—1327.

[15] 查学强; 魏鹏; 罗建平. 8 种产地铁皮石斛蛋白质和同工酶分析. 安徽农业科学, 2007, 35 (27): 8464—8465, 8473.

[16] 黄森, 查学强, 罗建平, 等. Box-Behnken 法优化提取霍山石斛活性多糖的研究, 中药材, 2007, 30(5): 591—594.

[17] 黄鹂, 查学强, 罗建平. 金属离子对悬浮培养霍山石斛类原球茎合成活性多糖的影响, 安徽农业科学, 2006, 34(9): 1901—1902.

[18] 罗建平, 查学强, 姜绍通. 药用霍山石斛原球茎的液体悬浮培养.

中国中药杂志,2003,28:611—614.

[19] 罗建平,查学强.药用石斛可持续开发途径探讨.中草药,2003,34(增刊):280—281.

[20] 罗凯,查学强,罗建平.怀槐细胞悬浮培养的结构化动力学模型.生物工程学报,2007,23(4):114—119

[21] Xue-Qiang Zha, Jian-Ping Luo, Shao-Tong Jiang. Liquid culture of protocorm-like bodies of Dendrobium huoshanense: Changes in growth, polysaccharide accumulation and nitrogen metabolism. 2004 CIGR International Conference,IBSN 7—80167—2.

专利申请:

[1] 罗建平,姜绍通,查学强.石斛原球茎无激素培养方法.国家发明专利,ZL200510037721.0.

致　谢

本研究是在导师罗建平教授的悉心关怀和指导下完成的，从论文的开题、设计、实验乃至论文的定稿都得到了导师的精心指导。导师严谨求实的科学作风、富有哲理性的科研思维、渊博的生物学理论和高度的科学预见性，为本课题的设计、实施和完成付出了大量的心血。在我5年的学习和生活中，导师都给予了无微不至的关怀和帮助，使我受益匪浅，终生难忘。在此，特向您表示衷心的感谢，同时我代表实验室全体研究生对您说："罗老师，您辛苦了！"。

值此论文完成之际，由衷地感谢姜绍通教授和潘丽军教授，他们为本实验的设计及课题的顺利开展也给予了热情的指导和大力支持。他们的严谨治学态度、渊博的专业知识，以及活跃的思维方式，令我深受启迪和教益。此外，在平时的生活中，两位老师也给予了我很大帮助，在此表示深深的感谢！

本实验还得到了院实验中心余顺火副教授、罗水忠老师、陈晓燕、马道容等老师的大力支持，他们为实验的顺利进行提供了许多便利条件。特别是陈晓燕老师，在实验数据获取过程中，勤勤恳恳、任劳任怨、积极配合、鼎力相助，使我最终获得成功，对于他们无私的帮助，在此向他们表示深深的谢意！

陈从贵教授、周先汉副教授、魏兆军副教授等在实验过程中也给予了热心关怀和精心指导。在进行药理学实验过程中，范远景副教授曾给过热情的指导，并且本论文从初稿到定稿他也做了精心的审阅、并提出了宝贵的建议。本实验室王军辉老师、潘利华老师、石玮老师、研究生黄森、邓媛元、王瑛、杨雪飞、欧杰、曹磊、本科生散文博、龙翠英等在工作中也给予了十分友好的帮助和合作。在此，谨向他们表示最衷心的感谢！

感谢安徽医科大学药学院葛金芳老师、安徽省立医院安徽省分子医学重点实验室沈国栋医生、浙江大学生命科学学院华允芬博士、中国医学科学院药用植物研究所云南分所段力胜研究员和王云强老师、安徽省进出口检验检疫局丁振华、中国科学技术大学理化测试中心、安徽省产品质量监督检验所沈清主任、安徽省霍山县霍山石斛种植基地何云峄先生在课题完成过程中提供的帮助和宝贵建议。

5年来,得到了生物与食品工程学院领导、老师和同学的大力关心与支持,在此深表感谢。另外,我还特别要感谢父母和家人,正是他们的关爱、理解和始终如一的鼓励与支持,使我能坚持不懈地学习至今,这种温情也将激励我在今后的人生道路上奋勇前进。

本研究得到了教育部科学技术研究重点项目(No. 03098)和安徽省自然科学基金(No. 00041508)的资助,在此一并表示感谢!

感谢所有曾经提供过帮助的师长、朋友。本研究是在大家的共同帮助下完成的,它属于所有为此付出过心血的人!

查学强

图书在版编目(CIP)数据

濒危名贵药用霍山石斛类原球茎液体培养生产活性多糖的研究/查学强著.—合肥:合肥工业大学出版社,2011.10

(斛兵博士文丛)

ISBN 978-7-5650-0482-7

Ⅰ.①濒… Ⅱ.①查… Ⅲ.①石斛—球茎—液体培养—多糖—研究 Ⅳ.①R282.71

中国版本图书馆 CIP 数据核字(2011)第 045344 号

濒危名贵药用霍山石斛类原球茎液体
培养生产活性多糖的研究

查学强 著 罗建平 导师　　　　　责任编辑 马成勋

出　版	合肥工业大学出版社	版　次	2011 年 10 月第 1 版
地　址	合肥市屯溪路 193 号	印　次	2012 年 10 月第 1 次印刷
邮　编	230009	开　本	710 毫米×1010 毫米　1/16
电　话	总 编 室:0551-2903038	印　张	10.75
	市场营销部:0551-2903198	字　数	165 千字
网　址	www.hfutpress.com.cn	印　刷	中国科学技术大学印刷厂
E-mail	press@hfutpress.com.cn	发　行	全国新华书店

ISBN 978-7-5650-0482-7　　　　　定价:26.00 元

如果有影响阅读的印装质量问题,请与出版社市场营销部联系调换。